Eren Altun

Mide Kanserinde Prognoz

Eren Altun

Mide Kanserinde Prognoz

p16 ve p21 ekspresyonunun önemi

Türkiye Alim Kitapları

Impressum / Künye
Bibliografische Information der Deutschen Nationalbibliothek: Die Deutsche Nationalbibliothek verzeichnet diese Publikation in der Deutschen Nationalbibliografie; detaillierte bibliografische Daten sind im Internet über http://dnb.d-nb.de abrufbar.

Deutsche Nationalbibliothek tarafından yayınlanan bibliyografik bilgiler: Deutsche Nationalbibliothek, bu yayını Deutsche Nationalbibliografie'de listeler; detaylı bibliyografik bilgi İnternet'te http://dnb.d-nb.de sitesinde mevcuttur.

Coverbild / Kitap kapağı resmi: www.ingimage.com

Verlag / Yayıncı:
Türkiye Alim Kitapları
ist ein Imprint der / yayınevinin bir ticari markasıdır
OmniScriptum GmbH & Co. KG
Bahnhofstraße 28, 66111 Saarbrücken, Deutschland / Almanya
Email / E-posta: info@omniscriptum.com

Herstellung: siehe letzte Seite /
Basım yeri: son sayfaya bakın
ISBN: 978-3-639-81471-2

İÇİNDEKİLER

TEŞEKKÜR

Tıp eğitimimden başlayarak ihtisas eğitimim süresince her açıdan yetişmemde emeği olan, bilgi ve birikimini paylaşan tüm hocalarıma saygı ve şükranlarımı sunar, teşekkür ederim.

Hayatım boyunca tüm eğitim ve öğretimim süresince her açıdan yetişmemde emeği olan, bilgi ve birikimini paylaşan tüm hocalarıma özellikle bu tez çalışmasında danışmanlığımı yapan Dr. Muhammet Çalık'a saygı ve şükranlarımı sunar, teşekkür ederim.

Maddi manevi desteğini hiç eksik etmeyen, bana gösterdiği sonsuz sabır ve anlayışdan dolayı sevgili eşime ve çocuklarıma çok teşekkür ederim.

Bu günlere gelmemde büyük emekleri bulunan haklarını hiçbir zaman ödeyemeyeceğim saygı değer anneme, babama ve ablalarıma sonsuz teşekkürler.

Dr. Eren ALTUN

KISALTMALAR DİZİNİ

HP	Helikobakter pylori
NSAID	Non-steroid anti-inflamatuar ilaçları
DSÖ	Dünya Sağlık Örgütü
TNM	Tümör, Nod, Metastaz
pT	İnvazyon derinliği
pN	lenf nodu tutulumu
CDKs	Siklin bağımlı kinazlar
CDKIs	Siklin bağımlı kinazlar inhibitörü
PCNA	Proliferating cell nuclear antigen
H&E	Hematoksilen-Eozin

1. GİRİŞ

Mide karsinomları tüm dünyada yaygın görülen agresif davranışlı tümörlerdir. Dünyada en sık Japonya, Latin Amerika, Çin, Finlandiya ve Rusya'da görülür. Son yıllarda Amerika Birleşik Devletleri ve bazı Avrupa ülkelerinde sıklığında azalma olmasına rağmen, akciğer kanserlerinden sonra kansere bağlı ölümlerde ikinci en sık neden olarak mide karsinomları gösterilmektedir (1). Amerika birleşik devletlerinde insidans; erkelerde 8.7/100,000 kadınlarda 4.7/100,000'dir (2). Türkiye'de ise Sağlık Bakanlığının 2005 yılında bildirdiği verilere göre mide kanseri insidansı, erkeklerde 7.18/100,000 kadınlarda 3.75/100,000 dir. Yine bu çalışmada genel insidans 5.48/100,000 dir (2).

Suçlanan birçok çevresel ve genetik faktörlere rağmen mide karsinomlarının etiyopatogenezi hala tartışmalıdır. Çevresel faktörlerin başında diyet gelmektedir. Özellikle nitratların bulunduğu yiyecek ve içme suları, tütsülenmiş yiyecekler, taze sebze ve meyve tüketiminin azalması, fazla tuz alımı ve sigara suçlanan başlıca faktörlerdir. Bunlarla birlikte Helikobakter pylori (HP) enfeksiyonuna bağlı olarak gelişen kronik gastrit mide kanseri gelişiminde suçlanmaktadır (3,4).

Gelişmiş tanı ve tedavi protokollerine rağmen mide karsinomlarının prognozu kötüdür. Küratif cerrahi rezeksiyon sonrası 5 yıllık sürvey %10-15 arasındadır (5).

Mide kanserlerinde prognozun belirlenebilmesi için birçok klasik prognostik parametre kullanılmaktadır. Tümörün evresi ve tam olarak cerrahi eksizyonu en önemli prognostik faktörlerdir. Histolojik grade ve histopatolojik tümör tipi de sık kullanılan diğer prognostik parametrelerdir. Bunların yanı sıra daha objektif değerlendirilebilen ve yeni tedavi prensiplerinin geliştirilebilmesine olanak sağlayacak prognostik belirteçlere ihtiyaç vardır. Son yıllarda, özellikle hücre siklus düzenleleyicileri olarak da bilinen p16 ve p21 ekspresyonlarının mide karsinomlarının prognozu ile olan ilişkileri araştırılmaya değer görülmüştür. Bu amaçla; bu çalışmada hücre siklus proteinlerinden p16 ve p21'in mide karsinomlarında kullanılan klasik prognostik parametreler ve yaşam süresi ile olan ilişkisi araştırılacaktır.

2. GENEL BİLGİLER

2.1. Embriyoloji

Embriyonel hayatta, embriyonun sefalokaudal ve lateral yönlerde katlanmasıyla endodermle döşeli yolk kesesi boşluğunun bir bölümü, primitif barsağı oluşturmak üzere embriyonun içinde kalır. Primitif barsak, embriyonun sefalik ve kaudal kısımlarında, sırasıyla ön barsak (foregut) ve sonbarsak (hindgut) adı verilen kör sonlanan bir tüp oluşturur. Bu tüpün orta kısmı, ortabarsak (midgut) ise, vitellin kanal veya yolk sapı vasıtasıyla yolk kesesiyle ilişkisini geçici bir süre daha sürdürür (6).

Mide gestasyonun 4. haftasında ön barsağın fuziform genişlemesi şeklinde belirir. Daha sonraki haftalarda midenin şekli ve pozisyonu, duvarın değişik bölgelerindeki farklı büyüme hızı ve çevresindeki organların pozisyonlarında meydana gelen değişiklikler sonucu önemli ölçüde değişir. Midenin pozisyonundaki değişiklikler en basit şekilde, uzunlamasına ve ön arka eksenler etrafında döndüğü varsayılarak açıklanabilir. Mide uzun ekseni etrafında saat yönünde 90 derece döndüğünde sol tarafı öne ve sağ tarafı arkaya bakar hale gelir. Böylece başlangıçta midenin sol tarafını innerve etmekte olan sol vagus siniri, artık ön duvarı, benzer şekilde sağ vagus siniri de arka duvarı innerve etmeye başlar. Bu dönüş sırasında midenin orijinal arka duvarı, ön duvardan daha hızlı büyür ve bu olay büyük ve küçük kurvaturların oluşumuyla sonuçlanır (6).

Gastrointestinal sistemin iç yüzünü kaplayan epitel, hepatositler ve pankreasın ekzokrin ve endokrin hücreleri gibi özgül bez hücreleri (parenkim) endodermden gelişir. Bezlerin stroması, barsak duvarının kas ve bağ dokuları ve peritoneal bileşenleri ise visseral mezoderm kökenlidir (6).

2.2. Anatomi

Mide sindirim sisteminin en geniş parçasıdır ve özefagus ve duodenum arasında yer almaktadır. Mide üst abdomende yer almaktadır. Mide her iki tarafında üst abdominal organları ile sınırlı diyafram ve karın ön duvarı altında yer alır. Midenin ortalama kapasitesi doğumda 30 ml, ergenlikte 1000 ml ve erişkinlerde yaklaşık 1500 ml kadardır. Midenin periton yüzeyi büyük ve küçük kurvatür olarak tanımlanan büyük ve küçük iki ayrı omentum ile ayrılır (7).

2.2.1. Midenin kısımları

Görevlerine göre mide dış yüzeyine hayali olarak çizlen hat ile fundus, korpus, antrum ve pilor olarak ayrılır. Bu bölgelerin mikroskobik görünümü belli bir dereceye kadar değişir. Fundus kubbe şeklindedir ve diafragmanın sol tarafında kardiak orifis ile komşudur. İnsisura kardiakadan büyük kurvatüre horizontal çizilen çizginin üst kısmını oluşturur. Korpus, fundustan insisura angularise doğru küçük kurvatürüde içine alarak uzanır. İnsisura angularisten büyük kurvatürün alt ucuna çizilen çizgi ile ayrılır. Pilorik antrum buradan pilorik orifiste sonlanan 1-2 cm uzunluğunda pilor kanalının başlangıcı olan sulkus intermediusa kadar uzanır (Resim 1) (7).

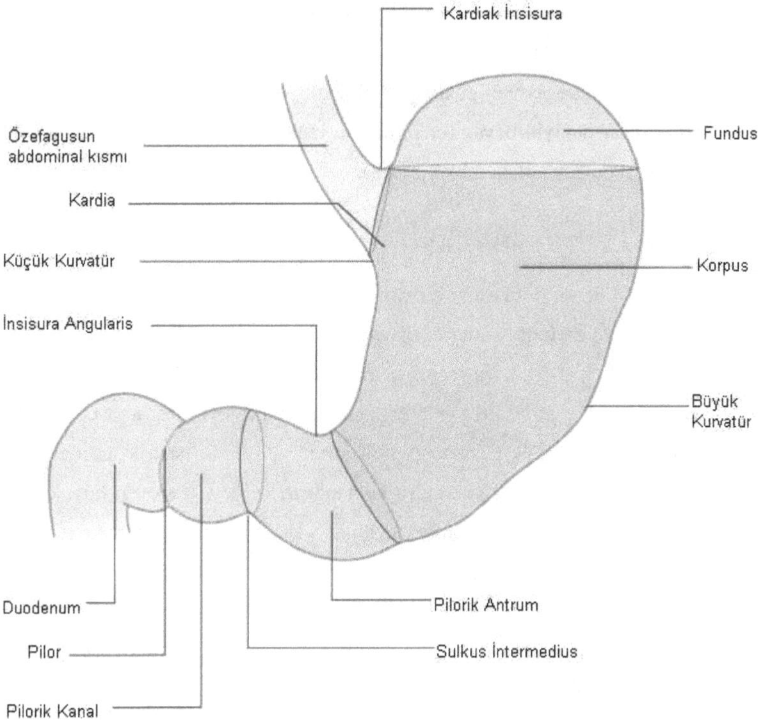

Resim 1. Midenin anatomik görünümü

Midenin üstte özefagus, altta duodenum ile birleştiği yerde iki orifisi, ön ve arka olmak üzere iki yüzü ve bu yüzleri biribirnde ayıran iki kenarı vardır. Küçük kurvatür insisura kardiakadan insisura angularise kadar uzanır ve midenin sağ arka kenarını oluşturur. Büyük kurvatür ise özefagusun lateral kenarından başlar ve fundus boyunca devam edip pilora kadar uzanır ve midenin sol ön kenarını oluşturur.

Midenin ön yüzü abdominal duvara, alt tarafı karaciğer sol lobu yüzeyine, arka yüzü ise pankreasa, splenik damarlara, sol böbreğe ve adrenal beze komşudur. Küçük kurvatür üstte hepatogastrik ligaman ve küçük omentumla asılıdır. Büyük omentum ise midenin büyük kurvatürüne kaudal olarak uzanır.

Mide boş iken yüzeyinde birbirine paralel 6-8 adet tunika mukozadan oluşan longitunal kıvrım (plika gastiris) görülür. Bu plikalar salgı yüzeyini artırırlar. Midenin içi yüzünde makroskopik olarak küçük oluklarla birbirinden ayrılmış düzensiz poligonal ya da yuvarlak kabartılar (area gastrika) seçilir. Lamina propria damardan zengin olduğundan gri pembe renktedir. Çok katlı yassı epitelle döşeli olan özefagus, epitelinin kalınlığı nedeniyle beyaz renklidir. Bu renk farkı nedeniyle özefagus mide bileşkesi z (zig zag) çizgisi kolayca seçilir (7,8).

2.2.2. Midenin arterleri

Midenin bütün arterleri trunkus çölyakus'tan gelir. Mide 1. lomber vertebranın üst kısmı hizasında trunkus çölyakus'tan çıkan damarlarla kanlanır. Sol gastrik arter, direkt olarak çölyak arterden ayrılır ve kardiyak bölgeyi kanlandırır. Küçük kurvatürü besleyen sağ gastrik arter ve büyük kurvatürü besleyen sağ gastroepiploik arter, hepatik arterin dallarıdır. Sol gastroepiploik arter ve küçük gastrik arterler, splenik arterden kaynaklanır ve büyük kurvatürü kanlandırır. Mideyi besleyen büyük arterlerden çıkan dallar, midenin ön ve arka yüzünde, kasları delip submukoza tabakasına gelir. Submukoza tabakasında birçok dallara ayrılır ve birbiriyle birleşerek submukozal pleksusu yapar. Submukozal pleksustan çıkan küçük damar yapıları lamina propriayı penetre ederek yüzey epiteli komşuluğuna kadar gelir ve süperfisyal poligonal kapiller ağını oluşturur (7,8).

2.2.3. Midenin venleri

Midenin hemen hemen bütün venleri, vena portaya boşalır. Submukozal pleksustan ikincil olarak bazal kapiller ağa, subepitelyal venüllere ve oradan da submukozal venlere direne olurlar. Gastrik venler ve splenik ven direkt olarak vena portaya döküldüğü halde, sadece sağ gastroepiploik ven, süperior mezenterik vene dökülür ve oradan da vena porta ile birleşir.

2.2.4. Midenin lenfatikleri

Midenin lenfatik dağılımı kolondakine benzer. Süperfisyel mukozanın lenfatikleri yoktur, fakat mukozanın derin interglanduler bölgesinde lenfatikler bulunur. Bunlar kalın kanallarla muskularis mukozayı delerek büyük submukozal pleksusa ulaşır. Buradan iç ve dış muskularis propria tabakası arasındaki lenfatik pleksusa direne olur. Lenf kanalları iç ve dış katmanlar arasında muskuler liflere paralel uzanır. Bu ağ içerisinde valfler bulunur. Midenin küçük kurvatür ve pilor bölgesini drene eden lenfatikler, gastrik venleri izleyerek trunkus çölyakus etrafındaki lenf düğümlerine gelir. Fundus ve korpusun üst kısımlarını drene eden lenfatikler, dalak hilusunda bulunan lenf düğümlerine boşalır. Korpusun aşağı kısımları ve pilor bölgesindeki lenfatikler ise sağ gastroepiploik ven etrafında yer alan lenf düğümlerine, oradan da pilorun arkasında bulunan retropilorik lenf düğümüne ve çölyak lenf düğümüne dökülür (Resim 2) (7).

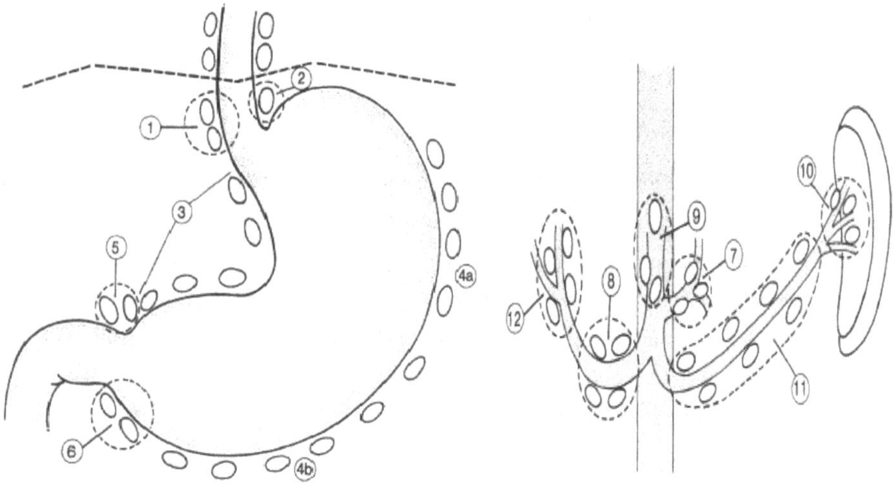

Resim 2. Midenin bölgesel lenf nodu dağılmı; perigastrik ve küçük kurvatür lenf nodları (, 1,3,5), büyük kurvatür lenf nodları (2,4a,4b,6), sol gastrik (7), common hepatik (8), splenik (10,11) ve çölyak arter (9) lenf nodları, hepatoduodenal lenf nodları (12)

2.2.5. Midenin sinirleri

Mide, otonom sinir sisteminin sempatik ve parasempatik komponentleriyle innerve olur. Sempatik sinirlerini çölyak pleksustan alır. Sempatik lifler gastrik ve gastroepiploik arterlerle birlikte seyreder. Parasempatik lifler nervus vagustan gelir. Sempatik ve parasempatik lifler küçük ve büyük kuruvaturdaki pleksusları meydana getirir. Bu pleksuslardan çıkan sinir lifleri, mide duvarında iki kas tabakası arasında ve submukozada tekrar pleksuslar oluşturur. Muskularis proprianın sirküler ve longitudinal kas tabakası arasında bulunan sinir ağına Auerbach pleksusu, submukozada bulunan sinir ağına ise Meissner pleksusu denir. Bu iki pleksusta ganglionlar bulunur (7).

2.3. Histoloji

Mide yiyecekleri sindiren ve hormon salgılayan hem ekzokrin hemde endokrin bir organdır. Ana fonksiyonları; ağızda başlayan karbonhidrat sindirimini devam ettirmek, mideye gelen besinlere asidik bir sıvı eklemek, bunları muskuler aktiviteyle vizköz bir kitle haline dönüştürmek, pepsin enzimi ile protein sindirimini başlatmaktır. Mide ayrıca lingual lipazında yardımı ile trigliseritleri sindiren bir gastirik lipaz üretir. Mikroskopik olarak fundus ve korpus aynı yapıda olduğundan histolojik olarak mide kardia, korpus ve pilor bölgelerinden oluşur (9).

2.3.1. Mukoza

Gastrik mukozada, değişik uzunluklarda lamina propria içine uzanarak gastrik çukurcuklar oluşturan bir yüzey epiteli bulunur. Midenin her bölgesi için karakteristik bir yapı gösteren (kardiyak, gastrik ve pilorik) dallanmış tübüler bezler gastrik çukurcuklara açılır. Lamina propria gevşek bağ dokusundan oluşmuştur. İçinde düz kas hücreleri ve lenfoid hücreler serpilmiş olarak bulunur. Mukoza altındaki submukozadan bir düz kas tabakası olan muskularis mukoza ile ayrılır. Midenin lümene bakan yüzeyi küçük büyütme ile incelendiğinde çok sayıda küçük sirküler ya da ovoid epitel invajinasyonları gözlenir. Bunlar gastik çukurcukların delikleridir. Yüzeyi ve gastrik çukurcukları örten epitel tek katlı prizmatik epiteldir ve hücrelerinin tümü mukus salgılar. Salgılanan mukus kalın bir tabaka oluşturarak hücrelerin mide tarafından salgılanan kuvvetli asidin etkisinden korur (9).

2.3.1.1. Kardia

Kardia, özefagus ile mide arasındaki geçiş bölgesinde 1,5-3 cm genişliğinde dar, sirküler bir banttır. Lamina propriası, basit ya da dallanmış tübüler kardiyak bezler içerir. Bu bezlerin son kısımları genellikle kıvrımlıdır ve geniş bir lümene sahiptir. Salgı yapan hücrelerin çoğu mukus ve lizozim üretir, ancak arada HCI salgılayan birkaç paryetal hücre bulunabilir. Bu bezler yapı olarak, özefagusun son parçasındaki kardiyak bezlere benzer.

2.3.1.2. Fundus ve Korpus

Bu bölümlerin lamina propriası dallanmış tübüler gastrik bezler (fundus bezleri) ile doludur. Bunların 3-7'si birlikte gastrik çukurcuğun dibine açılır. Gastrik bezlerdeki epitel hücrelerinin dağılımı düzenli değildir. Bezlerin boyun parçasındaki kök, pariyetal ve müköz boyun hücreleri, tabanında ise pariyetal, esas (zimojen) ve enteroendokrin hücreler bulunur (Resim 3) (7,9).

Kök hücreleri: Boyun bölgesinde az sayıda bulunur. Bu hücreler yüksek mitotik aktiviteye sahiptir; bazıları çukurcuk ve yüzeydeki müköz hücrelerin yerini almak üzere yüzeye doğru hareket eder. Müköz hücrelerin döngü süresi 4-7 gündür. Diğer yavru hücreler bezlerin daha derin kısımlarına göç ederler ve müköz boyun hücreleri ile paryetal, esas enteroendokrin hücrelere farklılaşırlar. Bu hücreler yüzeyde olanlardan çok daha yavaş yenilenirler.

Müköz Boyun hücreleri: Bu hücreler gastrik bezlerin boyun parçalarındaki paryetal hücreler arasında kümeler halinde ya da tek olarak bulunur. Müköz hücreler olmalarına karşın, müköz salgılarının yüzeydeki epitel hücrelerinin salgısından oldukça farklı olmasını sağlayan morfolojik ve histokimyasal özellikler gösterirler. Apikal yüzeye yakın oval ya da yuvarlak PAS ile koyu boyanan granülleri vardır. Bu hücrelerin fonksiyonu henüz bilinmiyor.

Pariyetal (Okzintik) Hücreler: Pariyetal hücreler, daha çok gastrik bezlerin üst yarısında bulnur, tabanında çok seyrektir. Yuvarlak ya da piramidal hücrelerdir. Merkezi yerleşimli, yuvarlak tek nükleusları vardır. Sitoplasmaları oldukça eozinofiliktir. Pariyetal hücreler 0,16 mol/L hidroklorik asit, 0,07 mol/L potasyum klorür, eser miktarda diğer elektrolitler ve gastrik intrensek faktör salgılar. Pariyetal hücreler esas olarak H salgılar. Pariyetal hücrelerin salgı aktivitesi farklı mekanizmalar ile düzenlenir. Bunlardan biri sinir sonlanmaları yoluyla olur. Histamin ve polipeptid yapısındaki gastrin, gastrik mukozadan salgılanır ve hidroklorik asit yapımını güçlü bir şekilde uyarır.

Esas (Zimojen) Hücreler: Esas hücreler tübüler bezlerin alt bölümünde daha fazladır. Protein sentezi yapan ve salgılayan hücrelerin bütün özelliklerine sahiptir. Sitoplasma kaba endoplasmik retikulumdan zengin olduğu için bazofiliktir. Sitoplasmalarındaki granüllerde inaktif pepsinojen enzimi bulunur. inaktif pepsinojen midenin asit ortamına salgılandığında bu proenzim oldukça aktif bir proteolitik enzim olan pepsine dönüşür. İnsanda bu hücreler ayrıca lipaz enziminide üretirler.

Enteroendokrin Hücreler: Bu hücreler gastrik bezlerin tabanında bulunur. Mide fundusunda salgılanan serotonin önemli salgı ürünlerinden biridir.

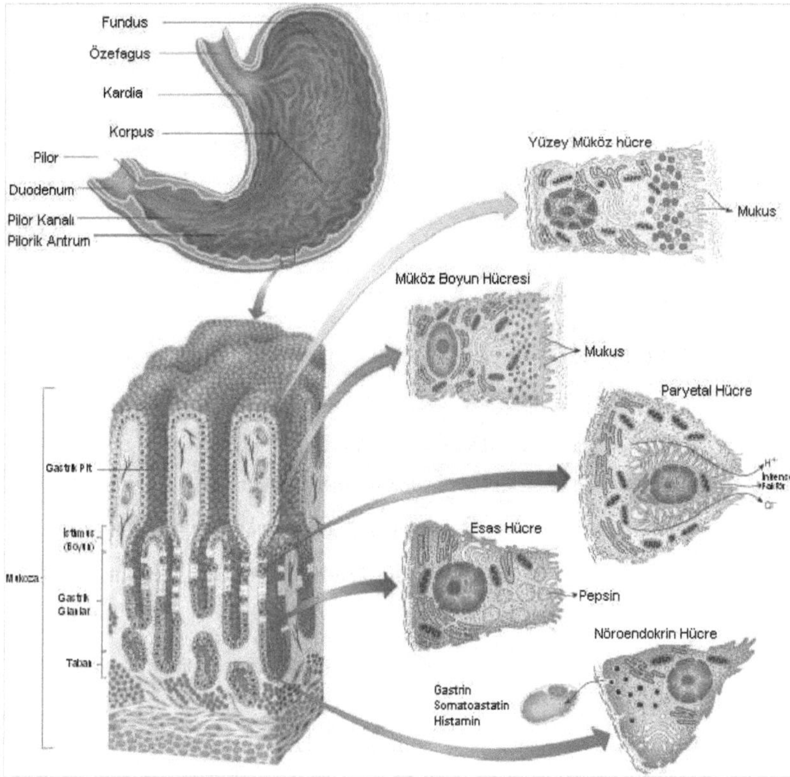

Resim 3. Midenin iç ve duvar içindeki doku ve hücrelerin mikro yapıdaki bölgeleri.

2.3.1.3. Pilor

Pilor derin gastrik çukurcuklara sahiptir ve bunların içine dallanmış, tübüler pilor bezleri açılır. Bu bezler kardiyak bölgenin bezlerine benzer. Pilorik bölgede, kardiyak bölgenin aksine uzun çukurcuklar ve kısa kıvrımlı bezler bulunur. Bu bezler dikkate değer miktarda lizozim enzimi yanısıra mukus salgılar. Gastrin salgılayan gastrin (G) hücreleri pilor bezlerinin müköz hücreleri arasında bulunur. Gastrin, gastrik bezlerin pariyetal hücrelerinden asit salgılanmasını uyarır. Diğer enteroendokrin hücreler (D Hücreleri) somatostatin salgılar. Bu hormon gastirin dâhil diğer hormonların salgılanmasını inhibe eder.

2.3.2. Midenin diğer tabakları

Submukoza, bağ dokusu, kan ve lenf damarlarından oluşmuştur. Lenfoid hücreler makrofajlar ve mast hücreleri içerir. Muskularis, üç yönde düzenlenmiş düz kas liflerinden oluşmuştur. Dış tabakada longitudinal, orta tabakda sirküler, iç tabak obliktir. Pilorda, orta tabaka oldukça kalınlaşmıştır ve pilor sfinkterini oluşturur. Seroza, incedir ve mezotelyum ile örtülüdür (9).

2.4. Mide Kanserleri

2.4.1. İnsidans ve Epidemiyoloji

Mide kanseri insidansı coğrafi olarak belirgin farklılıklar gösterir (10,11). Japonya, Şili, Kosta Rika ve Doğu Avrupadaki insidansı Kuzey america, kuzey Avrupa, Afrika ve güneydoğu asyadaki insidansından 20 kat daha fazladır (10). Hastaların çoğunluğu 50 yaş üzerindedir fakat daha genç ve çocuk hastalarda bildirilmiştir (11).

Mide kanseri hemen hemen tüm ülkelerde erkeklerde kadınlara oranla 1,5-2,5 kat daha fazla görülmektedir (12).

30 yaş altında mide kanseri oldukça nadir izlenir, artan yaşla birlikte her iki cinsiyettede sıklığı artar. İntestinal tipin diffüz tipe göre sıklığı yaşla birlikte daha çok artar, Diffüz tip intestinal tipe göre daha gençleri ve kadınları etkileme eğilimindedir (13).

Türkiye'de elde edilen verilere göre tanı alma yaşı ortalama 57 yaş ve kadın erkek oranı 1/2 olarak bulunmuştur. Bölgelerin karşılaştırılması ile ülkemizin doğu bölgesinde kanser tanısı alan hastaların sosyoekonomik durumu batı bölgesine göre daha düşük bulunmuştur. Ayrıca HP gastriti ve intestinal metaplazi oranı doğu bölgemizde batı bölgesine göre daha yüksek bulunmuştur (14). Düşük sosyoekonomik durum ve yoksulluk mide kanseri hastalarında sağ kalım ile de ilişkili bulunmuştur (15).

Son 50 yılda tüm dünyada mide kanseri insidansı ve kansere bağlı ölüm oranları azalmıştır. Bu azalmanın sebebi tedavideki gelişmelerden ziyade, yaşam koşullarının iyileştirilmesi ve beslenmedeki taze meyve, sebze tüketiminin artması olarak açıklanmaktadır (16).

Türkiye'de en sık görülen beşinci (9.92/100,000) kanser türüdür. Mide kanseri görülme insidanslarına göre erkeklerde 12.9/100,000 ile beşinci sırada, kadınlarda 6.8/100,000 ile beşinci sırada görülen kanser türüdür (16).

2.4.2. Risk faktörleri

Mide kanseri olgularının yaklaşık %85-90'ında hipoklorhidri eşlik eder. Mide kanseri tanısından birkaç yıl önce hipoklorhidri görüldüğü gösterilmiştir. Mide pH'sının yüksek seyretmesi ile bakteri sayısının arttığı ve bunun diyetteki nitratı nitrite çevirdiği ve sonra diyetteki aminlere dönüştüğü kabul edilmektedir. Kronik atrofik gastrit ve karsinom birlikteliğinin sıktır. Bu iki durum etiyopatojenik olarak pH yükselmesi ile ilişkili olduğu düşünülmektedir (11).

2.4.2.1. Enfeksiyöz etkenler

HP enfeksiyonu ile mide adenokarsinom gelişimi arasında önemli bir ilişki tanımlanmıştır. HP'nin deney hayvanlarında ve insanlarda adenokarsinom gelişimine neden olan fenotipik değişikliklere yol açtığı gösterilmiştir. HP, mide kanserlerinin büyük çoğunluğunda izlenen; kronik gastrit, multifokal mukozal atrofi, intestinal metaplazi ve intraepitelyal neoplazi basamaklarının izlendiği prekanseröz sürece sebep olmaktadır (11,13). Hp enfeksiyonu olan hastalarda kronik gastrit sonucu ileri dercede mide atrofisi, intesitinal metaplazi ve sonuçta displazi ve kanser gelişmektedir. Bu neoplastik transformasyonun mekanizması henüz tam olarak açıklanamamıştır. HP nedenli inflamasyon serbest oksijen radikallerinin ortaya çıkmasına neden olur ve bunlar DNA hasarına yol açarlar. DNA hasarı, özellikle doku tamir bölgelerinde hücre proliferasyonu ile apopitoz arasında dengesizliğe neden olurlar (Şekil 1) (10,13).

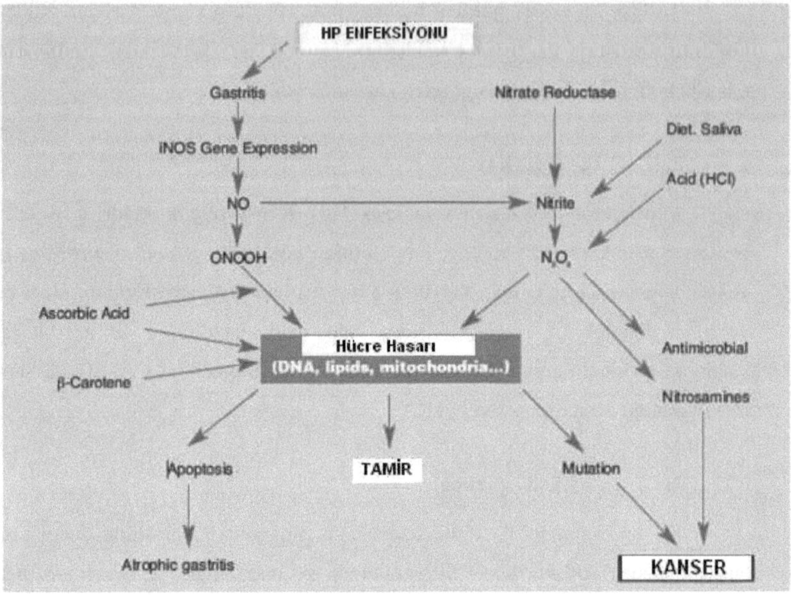

Şekil 1. Midede karsinogenezin patogenetik şeması

2.4.2.2. Diyet

Farklı popülasyonlar üzerinde yapılan epidemiyolojik çalışmalar diyet ile kanser arasında sıkı bir ilişki olduğunu ortaya koymuştur. Özellikle intestinal tipte bu daha belirgindir. Yeterli taze meyve ve sebze alımı antioksidan etkisinden dolayı riski azaltır (17). Askorbik asit, karotenler, folat ve tokoferol antioksidan aktif maddelerdir. Tuz alımı ise mide kanseri ve öncül lezyonları için güçlü bir risk oluşturur. Yüksek risk ile ilişkili diğer gıdalar kızarmış et veya balık, salamura sebze ve biberdir. Alkol, tütün, nitrozaminler ve inorganik tozlara mesleki maruz kalma, çeşitli toplumlarda çalışılmıştır ancak sonuçlar tutarsız olmuştur (11,18). Aspirin kullanımı, ibuprofen veya naproksen gibi diğer non-steroid anti-inflamatuar ilaçları (NSAID) kullanmak, mide kanseri riskini azalttığı söylenmektedir. Bu ilaçlar aynı zamanda kolon polipleri ve kolon kanserine yakalanma riskini de azaltmaktadır. Fakat bazı kişilerde NSAID kullanımı ciddi ve hatta hayatı tehdit eden iç kanama ve bazılarında da diğer potansiyel sağlık riskleri neden olabilir (19).

Mide kanserinin diğer predispozan faktörleri; epitelyal polipler, kronik atrofik gastrit ve intestinal metaplazi, pernisyöz anemi, kronik mide ülseri, postgastrektomi ve Menetrier hastalığıdır (11,20).

2.4.3. Mide Tümörlerinin Klinik Özellikleri

2.4.3.1. Belirti ve Bulgular

Mide kanserinin belirtileri genellikle ileri evrede kendini gösterir. Erken gastrik karsinom sıklıkla spesifik bulgu vermez. Ancak olguların yaklaşık %50'sinde dispepsi şikayeti bulunur. Dispepsi şikâyeti ile başvuran hastaların ise ancak %1-2'sinde mide kanseri tanısı konmuştur. Mide kanseri hastalarında karın ağrısı, erken doyma hissi, hematemez, bulantı, kusma, kilo kaybı şikâyetleri izlenir (13).

2.4.3.2. Mide kanserinde Tanı

Mide kanseri tanısında dünya genelinde en yaygın kullanılan yöntem endoskopidir. Bu yöntem oldukça spesifik ve sensitif bir yöntemdir. Yüksek çözünürlüklü endoskopi ile mukoza yüzeyinin hafif renk değişiklikleri, kabarıklıkları ve mimari değişiklikleri tespit etmek mümkündür (13). Mide kanserlerinde radyolojik incelemeler çoğu durumda tümörü ortaya koyar. Ancak bunların sadece % 10'nunda tümörün malign veya benign olduğunu söylemek mümkün olur (11).

Japonya gibi mide kanseri insidansının yüksek olduğu ülkelerde endoskopi, sitoloji ve biyopsi ile kitle tarama çalışmaları giderek artmaktadır. Bu durum vakaların üçte birinde erken evrede kanserin yakalanmasına ve yaşam süresi oranlarının artmasına neden olmuştur.

Geleneksel olarak midenin sitolojik incelmelerinde uygun hidrasyon, gece açlığı ile tamamen boş hale getirilmiş mide serum fizyolojik veya ringer solüsyonu ile güçlü lavaj yapılır. Bu yöntemle abrasiv ve mukolitik ajanlarında kullanımı ile semptomatik hastalarda doğru sonuçlar alınmıştır. Fakat bu işlem seçilmemiş hastalarda kitle tarama yöntemi olarak kullanımı zordur. Fleksible fiber gastroskop ile görerek mide biyopsisi ile sitoloji sonuçlarını önemli düzeyde etkilemiştir (11).

Mide biyopsilerinde yanlış negatif tanı sıklıkla ülsere lezyonlarda ve örnek sayısının yetersizliği le ilişkilidir. Yanlış negatiflik oranı intestinal tiple kıyaslandığında submukozal yayılımından dolayı diffüz tipte daha fazladır. Mide kanserinin sitolojik tanısında RAS onkogeni p21 in immunohistokimyasal olarak çalışılmasının fayda sağlayabileceği önerilmektedir (11).

2.4.3.3. Mide Kanserlerinin Yayılımı

Mide kanserleri peritoneal yüzeylere ve genellikle duodenum gibi komşu organlara direkt invazyon yapma eğilimindedir. Vasküler invazyon ve lenf nodu metastazı sık görülür (13). Rezeksiyon materyallerinin %70 inden fazlasında mide büyük ve küçük kurvatür lenf nodlarında metastaz izlenir. Daha sonra ise porta hepatis ve paraaortik lenf nodları tutulumu görülür. Mide tümörleri duktus torasikus aracılığıyla sol subklavikular lenf noduna metastaz yapabilir (virchow nodu). İntestinal tip mide kanserleri genellikle hematojenöz yolla karciğere metastazı yaparlar (5). Diffüz tip kanserler ise peritoneal yayılımı tercih eder. Transperitoneal ve hematojen yayılım sonucu bilaterel masif ovaryan tutulum izlenir. Bu duruma Krukenberg tümörü adı verilir (13).

2.4.4. Mide Karsinomlarının Patolojik Özellikleri

2.4.4.1. Lokalizasyon

Mide kanserleri midede herhangi bir lokalizasyonda yerleşebilirse de en sık distal mide ve özellikle de antropilorik alana yerleşim gösterir. Ancak son yıllarda proksimal mide kanseri özellikle de kardia ve gastroözefageal bileşke tümörlerinin insidansında artma olduğu bildirilmektedir (11,13). Vakaların yaklaşık %6'sında mide içersinde birden fazla odak izlenebilmektedir (11).

2.4.4.2. Makroskopik görünüm

Mide kanserlerinde makroskopik özelliklerine göre birçok sınıflandırma kullanılmıştır (Tablo 1). En sık kullanılanı Borrmann sınıflamasıdır. Bu sınflamada ekzofitik ve endofitik komponentlerin oranlarına bağlı olarak gastrik karsinomları 4 gruba ayrılmıştır (8,11).

Tablo 1. Mide karsinomlarının makroskopik görünümlerine göre sınıflandırılması

Borrmann Sınıflaması, 1926;
Tip I (polipoid) Tip II (fungatif) Tip III (ülsere) Tip IV (infiltratif)
Stout Sınıflaması, 1953;
Fungatif Penetran Yayılan Yüzeyel yayılan Linitis plastika Özgü olmayan tip
Ming Sınıflaması, 1977;
Ekspansif İnfiltratif

Tümör geniş tabana oturan nodüler ve kabarık kitleler şeklinde ise ve yüzeyde belirgin ülserasyon bulunmuyorsa Tip I (Polipoid Tip), geniş ülser alanları içeren nodüler kitleler şeklinde ise Tip II (Fungatif-ülserovejetan tip), kenarları kabarık, düzensiz ülserler şeklinde ise ve infiltratif ülser tabanına sahip ise Tip III (Ülsere Tip), ve mukozada belirgin kitle oluşturmaksızın mukozada ve submukozada yüzeyel yayılım gösteryorsa Tip IV (İnfiltratif Tip) olarak değerlendirilir. Yaygın infiltrasyon varsa linitis plastica veya leather bottle olarak adlandırılır (Resim 4) (13).

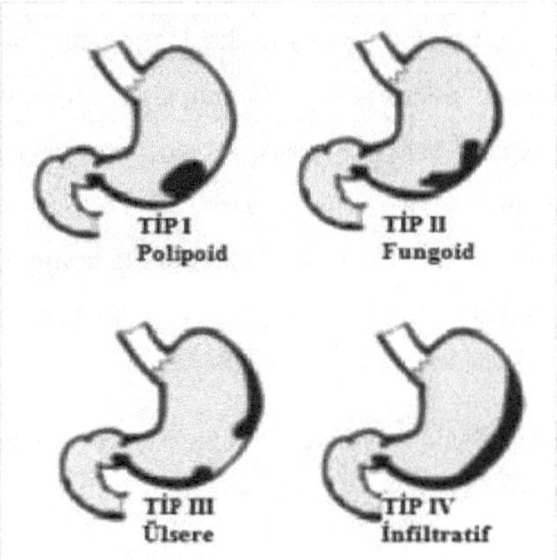

Resim 4. Gastrik karsinomlarda Borrmann Sınıflaması.

2.4.4.3. Mide displazisi

Displazının herhangı bır aşamasının mıde karsınomlarına eşlık ettığı bilinmektedir ve sıklıkla kanser gelişimi önecesinde görülür. Bu yüzden gönderilen biyopsi materyalinde displaziden bahsedilmesi mide kanseri riskini belirtmek açısından önemilidir (11). Displazi tanımlamasında birçok tartışma olmakla birlikte genel görüş displazinin mide mukozasındaki non invaziv neoplastik bir süreç olduğudur (5).

Displazi hücre boyutunda, oryantasyonunda ve konfigürasyonunda anormalliklerin eşlik ettiği bir hücre proliferasyonudur. Mukus sekresyonu azalır veya kaybolur. Nükleus / sitoplazma oranı artmıştır ve psödostratifikasyon izlenir. Mitoz sık görülür, bazıları atipiktir. Hücre anomalilerine glandlardaki arşitektür bozulması eşlik eder. Mide displazisi intestinal(adenomatöz), gastrik (foveolar) ve kombine olarak alt tiplere ayrılmıştır. Displazinin derecelendirilmesi oldukça önemlidir. Düşük dereceli ve yüksek derceli olmak üzere 2 kategoriye ayrılmıştır. Düşük dereceli displazi genellikle ilerlemez (%19-50) veya yavaş olarak yüksek derceli displaziye dönüşür (%0-15), regresyonda izlenebilir (%38-78). Diğer taraftan yüksek derceli displazinin %0-15'i regrese olur, %14-58'i ilerlemez ve %25-85'i ise invaziv karsinoma ilerler. Polip veya ülser gibi makroskopik lezyonu olanlarda risk daha yüksektir (5). Yüksek derceeli displazi, Karsinoma in situ (CİS) gibi kabul edilir (5,11). Fakat bazal membranı aşmış ve sadece mukoza ile sınırlı olarak izlenen İntramukozal karsinomdan ayırıcı tanısının yapılması gerekir (11).

Klasik sınıflandırmanın yanı sıra displazi derecesini beş farklı kategoriye ayıran Viyana sınıflaması da önerilmiştir. Viyana sınıflaması beş farklı kategoriye ayırır; displazi negatif, displazi belirsiz, düşük dereceli non invaziv neoplazi, yüksek dereceli non invaziv neoplazi, invaziv neoplazi (22). Podova sınıflamasında ise yine beş kategoriye ayrılır; displazi negatif, displazi belirsiz, noninvaziv neoplazi (düşük dereceli displazi, yüksek dereceli displazi), şüpheli invaziv karsinom, invaziv adenokarsinom (23).

Farklı olarak düşük ve yüksek derceli displazi birleştirilmiş ve" Şüpheli İnvaziv karsinom " olarak yeni bir kategori eklenmiştir (5).

2.4.4.4. Erken mide karsinomu

Erken mide karsinomu lenf nodu metastazına bakılmaksın mukoza veya mukoza ve submukozada sınırlı mide karsinomu olarak tanımlanır (11,13). Erken gastrik karsinom, karsinoma in situ veya gastrik yüksek dereceli displazi ile aynı değildir. Bu lezyonlar bazal membranı aşmamıştır ve metastaz potansiyeli yoktur. Bazı erken gastrik karsinom vakaları lokal lenf nodu metastazı yapabilir. Erken gastrik karsinomların histolojik görünümü invaziv karsinomla aynıdır. İntesitinal, diffüz veya mikst formları izlenebilir (5). Erken mide karsinomları, Japon Gastroenterolojik Endoskopi Grubu'nun yaptığı sınıflamada karsinomatöz mukozanın normal mide mukozasına göre seviyesini temel alınmıştır (Resim 5) (13).

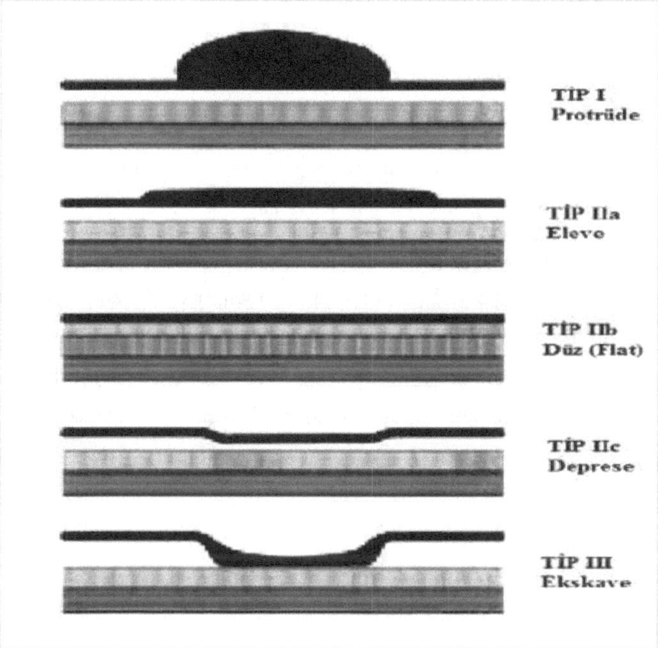

Resim 5. Erken gastrik karsinomlardaki büyüme tipleri

Bu sınıflamaya göre;

Tip I: Küçük nodül veya polipoid,

Tip IIa: Plak tarzında mukozadan hafif kabarık,

Tip IIb: Mukoza ile aynı seviyede,

Tip IIc: Mukozadan hafif çökük,

Tip III: Küçük deprese lezyon veya ülser.

Erken gastrik karsinom genellikle distal midede ve küçük kurvatürde izlenir. Multisentrite insidansı %10 olarak belirlenmiştir. Tümörlerin büyük kısmı 2 cm den daha küçüktür fakat 8 cm çapa kadar bildirilmiş olgular mevcuttur. Erken mide karsinomunda gastrik cerrahinin büyük yararı vardır. Bu nedenle endoskopik taramalar önem kazanır. Lenf nodu metastazı olmadığı zaman tedavi oranı %93, olduğu zaman ise %91'dir. Beş yıllık yaşam süresi %90'dan fazladır (5).

2.4.5. Mide kanserinin histopatolojik sınıflandırılması

Mide karsinomlarının hemen hemen tamamı foveolalardaki generatif (stem/bazal) hücrelerden kaynaklanır ve genellikle arka planda intestinal metaplazili bir kronik gastrit, farklı aşamalarda displazi ve karsinoma in situ eşlik eder (8,11,13).

Mide adenokarsinomları tübüler, asiner veya papiller yapılar içerebilen, gland yapan, bazen de diffüz infiltrasyon oluşturabilien malignitelerdir. Mide kanserlerindeki bu histopatolojik varyasyonlar ve bunların prognoza olan etkisi nedeniyle birçok histopatolojik sınıflandırma yöntemleri kullunılmıştır (Tablo 2). Fakat en yaygın olarak Lauren's ve Dünya Sağlık Örgütü (DSÖ) sınıflamaları kullanılmaktadır (5,13).

Tablo 2. Mide kanseri sınıflamaları

Lauren Sınıflaması, 1965;
İntestinal tip
Diffüz tip
Mikst tip
Gastik Kanser İçin Japon Topluluğu 1981;
Papiller
Tübüler
Kötü differansiye
Müsinöz
Taşlı yüzük hücreli
DSÖ Sınıflaması, 2000;
Adenokarsinom (intestinal tip, diffüz tip)
Papiller adenokarsinom
Tübüler adenokarsinom
Müsinöz adenokarsinom
Taşlı yüzük hücreli karsinom
Adenoskuamöz karsinom
Skuamöz hücreli karsinom
Küçük hücreli karsinom
İndifferansiye karsinom

2.4.5.1. Lauren's sınıflaması

İlk kez 1965 yılında Lauren tarafından tanımlamıştır. Bu sınıflamaya göre mide adenokarsinomları yapısal olarak intestinal tip, diffüz tip ve mikst tip olamak üzere üç gruba ayrılır (5).

1- <u>İntestinal Tip Gastrik Karsinom</u>; Ortalama olarak 55 yaş civarında olmak üzere daha çok yaşlılarda görülür. Erkek/kadın oranı 2/1'dir. Elektron mikroskopik ve immünhistokimyasal çalışmalar metaplastik epitelden çıktığını düşündürmektedir. İntestinal metaplazi ve HP ile ilişkilidir. Histolojik olarak solid, tübüler ve papiller alanlar içerebilen glandüler paternle karakterizedir. İyi differansiye tümörlerde hücrelerin çoğu müsin sekrete eden kolumnar tiptedir. Az differansiye varyantlar daha çok solid tiptedir. Bol miktarda müsin sekrete eden tipler genellikle kalsifikasyon alanları içerir. Bazen primer tümörde ya da metastazında ossifikasyon bulunur.

Dağılmış endokrin hücreler gümüş veya immünhistokimyasal boyalar ile gösterilebilir. Kolaylıkla tanınan Paneth hücreleri daha nadir izlenir. Tümör çevresindeki stroma nötrofiller ve histiyositler ile infiltredir. Beş yıllık yaşam süresi %20'dir (13).

2- Diffüz Tip Gastrik Karsinom; İntestinal tipe göre daha genç yaşlarda görülür. Ortalama yaş 48'dir. Erkeklerde ve kadınlarda eşit dağılıma sahiptir. En belirgin tipleri linitis plastika ve iyi tanınan taşlı yüzük hücreli karsinomdur. Makroskopik değişiklikler genellikle prepilorik alanda başlar. Kalınlaşmış ve rijit hale gelen mide duvarında pilorik obstruksiyon gelişir. Gastrik duvarda büyüme, diffüz infiltratif paterndedir. Gland formasyonu seyrektir, çoğu hücre tek tek yayılır. Az differansiye, diskoheziv hücreler, sıklıkla taşlı yüzük hücre tipindedir. Tümör hücreleri genellikle asidik veya nötral müsin içerirler. DSÖ Sınıflandırması'na göre tümör alanının %50'sinden fazlasında taşlı yüzük hücresi varsa taşlı yüzük hücreli karsinom olarak adlandırılır. Malign hücrelerin diffüz yayılımı, yaygın fibrozis ve inflamasyonla ilişkilidir. İntestinal metaplazi ve HP ile ilişkileri intestinal tipe göre daha azdır. Mitoz intestinal tipe oranla daha azdır. Beş yıllık yaşam süresi %10 ya da daha düşüktür.

3- Mikst Tip Gastrik Karsinom; İntestinal ve diffüz tip sınıfına sokulamayan, her iki tipin de özelliklerini taşıyan karsinomlardır (13).

2.4.5.2. DSÖ sınıflaması

DSÖ 2010 yılında yaptığı son sınıflamada özellikle baskın histolojik patern dikkate alınmıştır. En sık görülen alt tipler Tübüler adenokarsinom, papiller adenokarsinom, müsinöz adenokarsinom ve taşlı yüzük hücreli adenokarsinomdur. Bu dört alt tipin dışında DSÖ sınıflamasında; adenoskuamoz karsinom, skuamoz karsinom, hepatoid adenokarsinom, lenfoid stromanın eşlik ettiği karsinom, koryokarsinom, paryetel hücreli karsinom, malign rabdoid tümör, mukoepidermoid karsinom, paneth hücreli karsinom, undiferansiye karsinom, mikst adeno-nöroendokrin karsinom, endodermal sinüs tümörü, embryonel karsinom, pür gastrik yolk sak tümör ve onkositik adenokarsinom gibi nadir görülen diğer histolojik varyantlarda yer almaktadır (Tablo 3).

Tablo 3. DSÖ 2010 Mide Karsinomları Sınıflaması

DSÖ (2010)
Tübüler Adenokarsinom
Papiller Adenokarsinom
Müsinöz Adenokarsinom
Taşlı Yüzük Hücreli Adenokarsinom
Adenoskuamoz karsinom
Skuamoz Karsinom
Hepatoid Adenokarsinom
Lenfoid stromanın eşlik ettiği Karsinom
Koryokarsinom
Paryetel Hücreli Karsinom
Malign Rabdoid Tümör
Mukoepidermoid Karsinom
Paneth Hücreli Karsinom
Undiferansiye Karsinom
Mikst Adeno-Nöroendokrin Karsinom
Endodermal Sinüs Tümörü
Embryonel Karsinom
Pür Gastrik Yolk Sak Tümör
Onkositik Adenokarsinom

Tübüler adenokarsinom; Önemli derecede dilate, yarık benzeri ve farklı çaplarda dallanan tübüller içerir. Asiner yapılar bulunabilir. Tümör hücreleri intraluminal müsin içeren kolumnar, kuboidal ve yassıdır. Berrak hücreler de eşlik edebilir. Sitolojik atipi derecesi düşükten yükseğe değişir. Az differansiye varyant solid karsinom olarak adlandırılabilir (13).

Papiller adenokarsinom; Fibrovasküler kora sahip silindirik veya kuboidal hücrelerle çevrili parmak benzeri uzantılar ile karakterize iyi differansiye ekzofitik karsinomlardır. Hücreler polaritelerini korumaya eğilimlidir. Bazı tümörler aynı zamanda tübüler differansiyasyon (papillo-tübüler) gösterirler. Nadiren mikropapiller yapı bulunabilir. Sellüler atipi ve mitotik indeks değişkendir. Şiddetli nükleer atipi bulunabilir. Tümör, çevre dokudan keskin sınırlarla ayrılır (13).

Müsinöz adenokarsinom; Tümörün %50'sinden fazlasında eksrasellüler müsin gölcükleri bulunur. İki majör paterni vardır; 1- İnterstisyel müsin ile beraber mukus sekrete eden kolumnar bir epitel ile sınırlanmış glandlar, 2- Müsinöz göllerde serbestçe yüzen zincirler veya irregüler hücre kümeleri. İnterglandular stromada müsin bulunabilir. Histolojik olarak dağınık taşlı yüzük hücreleri bulunabilir, fakat baskın değildir. Sadece birkaç hücreyi içeren müsinöz karsinomların derecelenmesi güvenilir değildir (13).

Taşlı yüzük hücreli karsinom; Tümör %50'den fazla intrasitoplazmik müsin içeren tek tek dağılan ya da küçük gruplar oluşturan tümör hücrelerinden oluşur. Tümör hücreleri 5 ayrı morfolojiye sahiptir;

1- Hücre membranını karşıya iten nükleus, genişlemiş, globoid, optik olarak berrak bir sitoplazmaya bağlı klasik taşlı yüzük görünümü vardır. Bunlar asidik müsin içerir ve pH 2,5'de Alcian Blue ile boyanır.

2- Diğer diffüz karsinomlarda, histiyositleri andıran santral nükleuslu hücreler vardır ve hafif veya olmayan mitotik aktivite içerir.

3- Nötral müsin ve küçük granüller içeren koyu eozinofilik hücreler vardır.

4- Az müsin içeren ya da hiç müsin içermeyen hücreler vardır.

5- Az müsin içeren ya da hiç müsin içermeyen anaplastik hücreler vardır.

Taşlı yüzük hücreli karsinomlar infiltratiftir. Malign hücrelerin sayısı nispeten daha azdır ve desmoplazi belirgin olabilir. Özel müsin boyaları (PAS, Müsikarmen veya Alcian Blue) veya sitokeratine karşı antikorlar ile oluşan immünhistokimyasal boyalar, stromada saçılmış seyrek sayıda hücreleri saptamaya yardım eder (13).

2.4.6. Histolojik grade

Mide adenokarsinomları klasik DSÖ sınıflamasına göre histolojik olarak iyi, orta, az differansiye ve andiferansiye olmak üzere dört gruba ayrılır. Taşlı yüzük hücreli karsinom bu durumun istisnasıdır ve az differansiye olarak sınıflandırılır, Tümörün differansiyasyon derecesi gland yapılarını taklit edebilme derecesi ile orantılıdır. İyi differansiye tümörler genellikle gland yapıları içerir. Orta dercede differansiye tümörlerde irregüler glandlar ve kribriform yapılar bulunur. Az differansiye tümörler, çok az gland benzeri yapı oluştursalar da daha çok oranda tümör kordonlar, tek hücre infiltrasyonları meydana getirir. Differansiyasyon kötüleştikçe atipik mitoz oranı artmaktadır (13).

Mide kanserlerinde histolojik grade için Goseki tarafından son yıllarda yeni bir gradeleme sistemi önerilmiştir. Goseki sınıflamasında tümörün tübüler diferansiyasyonu ve intraselüler musin ve mukus üretimine göre değerlendirme yapılmaktadır. Buna göre musinden zengin (iyi veya kötü gelişmiş tübül yapıları); musinden fakir (iyi veya kötü gelişmiş tübül yapıları) olarak dört gruba ayrılır (5,24).

2.4.7. Mide kanserinde prognostik faktörler

Tanı ve tedavideki gelişmelere rağmen genel olarak mide kaserli hastaların prognozu oldukça kötüdür. Küratif rezeksiyon yapılanlarda 5 yıllık yaşam süresi ortalama %10-15 dir (5). Mide kanserinin prognozunu belirlemede birçok klinik ve patolojik parametreler kullanılmaktadır.

2.4.7.1. Hastanın yaşı

Mide kanserleri genç hastalarda çok kötü biyolojik davranış gösterirler. Bu yaş grubundaki hastalarda tanısal gecikmeler ve tanı esnasında daha yüksek oranda diffüz yayılım izlendiğinden sağ kalım oranları daha düşük olmaktadır (5,11,13,25).

2.4.7.2. Tümörün çapı ve görünümü

Genellikle tümörün çapı ve makroskopik görünümü ile prognoz arasında belirgin bir ilişki tanımlanmamıştır (5). Ancak bazı çalışmalarda küçük tümör çapı daha iyi bir prognoz ile ilişkilendirilmiştir. Fakat bu invazyon derinliği ile belirgin şekilde ilişkilidir (11).

2.4.7.3. Tümörün lokalizasyonu

Proksimale lokalize tümörlerin prognozu distale lokalize olanlara göre daha kötüdür (5). Distal lokalizasyonlu karsinomların 5 yıllık yaşam süresi %80 olarak bildirilmiştir. Buna karşın son zamanlarda insidansında artma görülen proksimal lokalizasyonlu karsinomların yaşam süresi daha kısadır. Bunun muhtemel sebebi proksimal tümörlerin differansiyasyonlarının kötü olması, mediastinal ve periözefageal lenfatiklere metastaz yapabilme özelliklerine bağlıdır (11).

2.4.7.4. Tümörün mide duvarındaki invazyon derinliği

İnvazyon derinliğinin yaygınlığı metastaz ve kötü prognozla ilişkilendirilmiştir. Bu ilişki tümörün maroskopik görünümüyle de bağlantılıdır. Polipoid tümörler lümen içine büyüme gösterdiklerinden, primer olarak mide duvarı içerisinde büyüme gösterenlerden daha düşük bir metastaz insidansına sahiptir. Displastik lezyonlar ve erken mide kanserli olgular %95'lik bir sağ kalım oranına sahiptir. Muskularis propria invazyonu olduğunda sağ kalım %60'a, komşu yapılara da yayılım olduğunda %50'ye düşmektedir (11).

2.4.7.5. Lenf nodu tutulumu

Lenf nodu tutulumu mide kanserlerinde en önemli prognostik parametrelerden biridir. Lenf nodu tutulumu arttıkça yaşam süreleri belirgin olarak azalmaya başlar. En yüksek yaşam süresi oranları, lenf nodu metastazı negatif hastalarda görülür. Yapılan birçok çalışmada lenf nodu tutulumu olmayan hastalarada (N0) 5 yıllık yaşam süresi %80 civarında iken, 7 ve daha fazla sayıda lenf nodu metastazı olan hastalarda (N3) bu oran %10'a kadar düşmektedir (11).

Lenf nodlarında 0,2 mm'den daha küçük olan tutulumlar mikrometastaz olarak tanımlanmıştır. Sadece mikrometastaz durumunda pN0 olarak isimlendirilir fakat (i+) işareti eklenir (pN0(i+)) (5). Mikrometastazın varlığı ile biyolojik davranış arasındaki korelasyon halen tartışmalıdır (26). İmmünhistokimyasal olarak saptanan mikrometastazların varlığı, prognostik ve tedavi açısından önem taşıyabilir (11,26).

2.4.7.6. Tümörün histopatolojik tipi

Lauren sınflamasına göre intestinal tip tümörler, diffüzlere göre daha iyi prognoza sahiptir. Ancak bu iki alt tipin histolojik grade ile ilişkisi düşük düzeydedir (11,13,27). Bazı çalışmalarda histolojik tipin yaşam süresi üzerine herhangi bir etkisi olmadığı ileri sürülse de genel olarak adenoskuamöz, anaplastik ve küçük hücreli nöroendokrin karsinomlar çok kötü prognozludur. Yine Lauren'e göre diffüz ve mikst tipteki tümörler iyi diferansiye tübüler karsinomlardan daha kötü prognoza sahiptir (11).

2.4.7.7. Histolojik grade

Mide adenokarsinomlarında histolojik gradeleme yapılırken genellikle DSÖ'nün klasik gradeleme sistemi kullanılır. Bu sistemde tümörün tubuler içeriği esas alınmaktadır. Bu sınıflamada tümörler histolojik olarak iyi, orta, az differansiye ve andiferansiye olmak üzere dört gruba ayrılır. İyi diferansiye tümörlerin daha iyi prognoza sahip olduğunu bildiren çok sayıda çalışmaya rağmen prognozla klasik histolojik grade arasında ilişki olmadığını iddia eden araştırmalar da mevcuttur (11). Mide kanserlerinde histolojik grade için Goseki tarafından son yıllarda yeni bir gradeleme sistemi önerilmiştir. Goseki sınıflamasında tümörün tübüler diferansiyasyonu ve intraselüler musin ve mukus üretimine göre değerlendirme yapılmaktadır. Bununla ilgili yapılan araştırmalarda; iyi diferansiye musin fakir tümörlerin 5 yıllık surveyi %50-80, orta veya kötü diferansiye musin zengin tümörlerin 5 yıllık surveyi %18-46 olarak bildirilmiştir (28).

2.4.7.8. Perinöral invazyon

Perinöral invazyonun prognoz üzerine etkisiyle ilgili birçok görüş ve çalışma mevcuttur (29,30, 31). Bir çalışmada perinöral invazyon gösteren pT2 tümörlerin, perinöral invazyon negatif olanlardan daha kötü sağ kalıma sahip oldukları iddia edilmiştir (11).

2.4.7.9. Cerrahi sınırlar

Rezeksiyon sınırında karsinom bulunması önemli bir prognostik belirteçtir, kötü prognoz göstergesidir. Diffüz infiltrasyon gösteren tümörlerde yaşam süresini daha da düşüren bir parametredir (11).

2.4.7.10. İltihabi reaksiyon

Tümördeki iltihabi reaksiyonla prognoz arasındaki ilişki hakkında birçok çalışma yapılmıştır. Birbiri ile çelişen sonuçlar bildirilmiş ise de genellikle tümör çevresinde iltihabi reaksiyonun şiddetli olması iyi prognostik bulgulardan biri olarak kabul edilir (11,13).

2.4.7.11. Tümör evresi

Diğer malign neoplazilerde olduğu gibi evre, tümorün invazyon derinliği, lenf nodu tutulumu ve uzak metastaz gibi bağımsız prognoz kriteri olarak kabul edilen faktörlerin bir arada değerlendirilmesiyle belirlendiğinden, hastalığın prognozunu tahmin etmede en etkili ve en yaygın kullanılan parametrelerden biridir. Tümörün rezeksiyon sırasındaki evresi en önemli prognostik belirteçtir. Evrelemede, Tümör, Nod, Metastaz (TNM) sistemi kullanılır (5,11,13). Birçok TNM sistemi geliştirilmiş olmakla birlikte en sık IUCC (International Union Against Cancer) ve AJCC 'nin (American Joint Committee on Cancer) son TNM evreleme sistemi kullanılmaktadır. Bu sistemin yedinci baskısında önemli değişiklikler yapılmıştır. Bunların birincisi; özofagogastrik bileşke ile buradaki 5 cm'lik alanı kapsayan ve özefagus içine uzanan tümörler özofagus kanseri gibi evrelenmektedir. İkincisi; pT kategorileri diğer gastrointestinal tümörlerin evrelemelerine daha benzer olarak yeniden tanımlanmıştır. Bunlar, T2 muskularis propria invazyonu izlenen tümör olarak tanımlanmıştır, T3 subserosa invazyonu izlenen tümör olarak tanımlanmıştır ve T4 serosal veya komşu yapılara yayılmış bir tümör olarak tanımlanmıştır (Şekil 2). Üçüncü olarak, pN kategorisindeki metastatik lenf düğümleri için yeni limit değerler belirlenmiştir. Bunlar, N1 bir veya iki pozitif lenf nodu, N2 üçten altıya kadar pozitif lenf nodlarını, N3 ise yedi veya daha fazla pozitif lenf nodlarını tanımlamak için belirtilmiştir. Bu duruma göre, evrelerin sayısının altı kategoriden sekize yükselmiştir (Tablo 4) (32,33).

TNM Sınıflaması (7 th ed. AJCC/UICC)

<u>T- Primer Tümör:</u> Birincil faktör kanserin mide duvarına penetrasyonunun derecesini gösterir.

TX- Primer tümör değerlendirilemedi.

T0- Primer tümör yoktur.

Tis- Karsinoma in situ; Lamina propriaya invazyon göstermeyen intraepitelyal tümör.

T1- Tümör lamina propria, muskularis mukoza veya submukozada sınırlıdır.

T1a- Tümör lamina propria veya muskularis mukozada sınırlıdır.

T1b- Tümör l submukozada sınırlıdır.

T2- Tümör muskularis propria sınırlıdır.

T3- Tümör komşu dokulara (dalak, transvers kolon, diafragma, pankreas, abdominal duvar, adrenal gland, böbrek, ince barsak, retroperitoneum) veya visseral peritona invazyon göstermeden serozayı geçmiştir.

T4- Tümör serozaya (visseral periton) veya komşu dokulara invazedir.

T4a- Tümör serozaya (visseral periton) invazedir.

T4b- Tümör komşu dokulara invazedir.

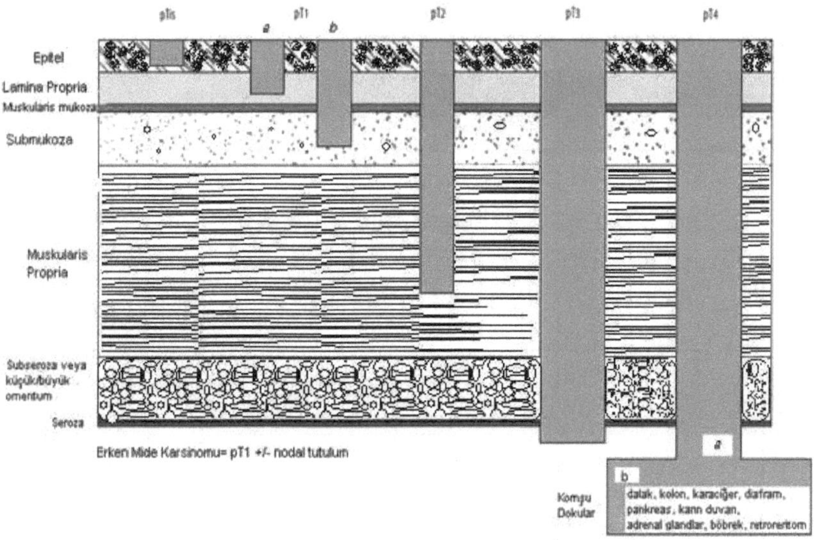

Şekil 2. Mide karsinomu, İnvazyon derinliği (pT)

<u>N- Bölgesel Lenf Nodları:</u> Büyük ve küçük kurvatur boyunca bulunan perigastrik lenf nodları, çölyak, splenik, hepatik, sol gastrik arter boyunca uzanan lenf nodlarıdır. Diğer intraabdominal lenf nodları uzak metastaz olarak kabul edilmiştir.

NX- Bölgesel lenf nodu tutulumu değerlendirilemedi.

N0- Bölgesel lenf nodu tutulumu yoktur.

N1- Metastazlı bölgesel lenf nodu sayısı 1-2 arasındadır.

N2- Metastazlı bölgesel lenf nodu sayısı 3-6 arasındadır.

N3- Metastazlı bölgesel lenf nodu sayısı 7 ve daha fazladır.

M- Uzak Metastaz:

MX- Uzak metastaz değerlendirilemedi.

M0- Uzak metastaz yoktur.

M1- Uzak metastaz vardır.

Tablo 4. TNM Mide Karsinomu Evrelemesi (7th ed. AJCC/UICC)

EVRE	T	N	M
0	Tis	N0	M0
IA	T1	N0	M0
IB	T2	N0	M0
	T1	N1	M0
IIA	T3	N0	M0
	T2	N1	M0
	T1	N2	M0
IIB	T4a	N0	M0
	T3	N1	M0
	T2	N2	M0
	T1	N3	M0
IIIA	T4a	N1	M0
	T3	N2	M0
	T2	N3	M0
IIIB	T4b	N0	M0
	T4b	N1	M0
	T4a	N2	M0
	T3	N3	M0
IIIC	T4b	N2	M0
	T4b	N3	M0
	T4a	N3	M0
IV	Herhangi T	Herhangi N	M1

2.4.7.12. Mide karsinomlarının p16 ve p21 ile ilişkisi

Kanserin moleküler temeli hakkında son yıllarda çok sayıda çalışma yapılmıştır. Bu konuyla ilgili mevcut bilgi artışının en malign tümörün büyüme hızından daha fazla olduğunu kabul etmek gerekir. İster kalıtsal isterse çevresel etkenlerin oluşturduğu değişiklikler sonucunda olsun, esasta hücrenin genetik materyalini ilgilendirdiği için, kanser genetik bir hastalık olarak kabul edilebilir. Karsinogenezde temel mekanizmaların özünde, hücredeki öldürücü olmayan genetik zedelenme bulunmaktadır. Bu zedelenme öncelikle hücre proliferasyonunu indükleyen genlerde aktivasyon, hücre proliferasyonunu baskılayan genlerde inaktivasyon ve hücrenin programlı ölümünü ilgilendiren genler (apopitoz genleri) ile DNA tamir genlerinde değişiklikler şeklinde oluşabilmektedir.

Hücre siklusunu düzenleyen genler mutasyon veya siddetlenme ile regülasyon bozukluğu gösterdiğinde kanserler otonom olurlar. Değişik hücre siklus fazları ile hücrenin düzenli olarak çoğalması, yapım ve yıkımı siklin ve siklin bağımlı kinazlar (CDKs) ile düzenlenir. Siklin ve CDKs aktivitesini düzensiz hale getiren mutasyonlar hücreyi proliferasyona yönlendirirler. Siklinler CDKs'i uyarırken, pek çok CDKs inhibitörleri hücre siklusunu negatif yönde etkilerler. CDKs inhibitör(CDKIs) ailesinin prototipleri p21 (CDKN1A), p27 (CDKN1B) ve p57 (CDKN1C) dir. Bu üç protein CDKs'ı güçlü bir şekilde inhibe ederler. CDKIs ailesinin diğer üyeleri p15 (CDKN2B), p16 (CDKN2A), p18 (CDKN2C) ve p19 (CDKN2D), proteinleridir. Bunlar bazen INK4 (A-D) olarak da adlandırılır. Bu proteinler D/CDK4 ve siklin D/CDK6 üzerine selektif etkiye sahiptir (34). Bu inhibitörlerin salınımı mitojenik sinyal yolunu inhibe eder. İNK-4a/ARF adını alan CDKN2A gen loküsü, p16 INK4A ve p14 ARF olarak adlandırılan iki protein ürünü kodlar. Her ikisi de hücre siklusunun ilerlemesini durdurur, fakat hedefleri farklıdır. CDKN2A, siklin D-CDK4 kompleksini bloke ederek RB fosforilasyonunu inhibe eder, p14ARF ise MDM2 inhibisyonu ile p53 aktivasyonu yapar. RB ve p53 yoluyla bu loküsün silinmesi tümörlerin çoğunda görülür. CDKIs insan malignitelerinin çoğunda sıklıkla mutasyonlu veya sessiz haldedir. CDKN2A germ-çizgi mutasyonları melanoma meyilli akrabalarda %25 oranında bulunur, CDKN2A somatik silinme veya inaktivasyonu pankreas karsinomunda %75, glioblastomda %40-70, özefagus kanserinde %50, non smal cell akciğer karsinomu, yumuşak doku sarkomu ve mesane kanserinde %20oranında gösterilmiştir (34).

Bu konuyla ilgili yapılan birçok çalışmada p16 inaktivasyonunun gastrik mukozada malign dönüşüm için olası bir faktör olabileceğini destekleyen bulgular ileri sürülmüştür. Yine birçok çalışmada p16 ve p21 gen farklılaşması mide kanserinin diferansiyasyon ve metastaz derecesi ile yakından ilişkili olduğu iddia edilmiştir (35). Ficorella ve ark. p16 lokusünün hipermetilasyonu ve p53 mutasyonunun mide kanseri patogenezinde tamamlayıcı bir rol oynadığını iddia etmiştir (36).

WAF1/CIP1 geni olarak kodlanan p21 proteini, CDKIs ailesinin çok önemli bir üyesidir. P21 proteini 6. Kromozomoun kısa kolu üzerinde yerleşmiştir. P21 proteinin sadece CDKs fonksiyonunu inhibe etmez, aynı zamanda PCNA(Proliferating cell nuclear antigen), bcl-2 ve c-myc ile etkileşime girerek DNA replikasyonu ve hücre siklusunun ilerlemesini inhibe eder. Bu nedenle p21 hücre siklusunun düzenlenmesinde merkezi bir rol oynamaktadır. P21 gen mutasyonları prostat kanserlerinde gösterilmiştir (37). Yine anormal p21 ekspresyonunun beyin ve kolon tümörleriylede ilişkili olduğu ifade edilmiştir (38,39). Bu proteinin mide kanserlerindeki rolü de birçok çalışmada araştırılmıştır. Bunların bir kısmında p21, komşu doku ve normal mukozaya göre tümöral alanlarda daha fazla eksprese olduğu gösterilmiştir. Yine bazı çalışmalarda p21 ekspresyonu mide kanserinde tümör çapı, diferansiyasyon, invazyon ve metastaz ile ilişkili bulunmuştur (40,41).

3. GEREÇ VE YÖNTEM

Olgular

Bu çalışmaya Mart 2003 – Haziran 2008 tarihleri arasındaki 5 yıllık sürede Atatürk Üniversitesi Tıp Fakültesi Patoloji Anabilim Dalında Mide Adenokarsinomu tanısı almış, klinikte gastrik cerrahi uygulanmış, arşivde parafin blokları ve hematoksilen-eozin (H&E) boyalı kesitleri bulunan 84 olgu dahil edildi. Olguların tümü, radikal rezeksiyon materyallerini içermekte olup endoskopik biyopsi materyalleri çalışmaya dahil edilmedi. Hastalara ait dosyalara Atatürk Üniversitesi Tıp Fakültesi Araştırma Hastanesi arşivinden ulaşıldı. Dosyalardan hastaların kimlik bilgileri belirlendi. T.C Erzurum Valiliği İl Nüfus Müdürlüğü'nden hastaların yaşayıp yaşamadıkları ve hayatta olmayanların ölüm tarihleri tespit edildi.

Histopatolojik Değerlendirme

Her bir olgunun parafin bloklarından 5 mikron kalınlığında kesitler alınıp bunlara H&E boyası uygulandı. H&E boyalı kesitlerin tümü iki patolog tarafından yeniden gözden geçirildi. Olguların histolojik tip tayini yapılırken Lauren's, DSÖ kriterleri dikkate alındı (42,43). Histolojik grade, klasik gradeleme ve goseki sınıflandırmasına göre değerlendirildi. Bunların yanı sıra lenfovasküler invazyon ve perinöral invazyon varlığı araştırıldı. İnvazyon derinliği (pT), lenf nodu tutulumu (pN), patolojik evre, tüm cerrahi rezeksiyon materyallerinde AJCC TNM sınıflamasına göre yapıldı (44).

İmmunohistokimyasal Metod

İmmünohistokimya üreticinin protokolü tarafından tarif edilen şekilde, Leica Bond-max otomatik immün boya cihazı (Leica Microsystems, Newcastle, İngiltere) kullanılarak gerçekleştirildi. Formalinde fikse edilmiş, parafine gömülü bloklardan 4 mikronluk kesitler alındı. Etüvde deparafinize edildi, ksilende mumu alındı ve kademeli alkolden geçirilerek dehidrate edildi. Isı öncesi sitrat tampon (pH 6,0) kullanılarak 100 C de 20 dk uygulandı. Kesitler endojen peroksid bloğu içerisinde 5 dk bekletildi ve p16 (product code: NCL-L-WAF-1, clone: 4D10 mouse monoclonal antibody, 1.35; Leica, Newcastle, United Kingdom), p21 (clone: G175-405 mouse monoclonal antibody, 1.35; Leica, Newcastle, United Kingdom) onkoproteinleri 30 dk herbiri için ayrı ayrı uygulandı. Kromojen olarak antikor bağlayıcı polimer kit (Leica Microsystems) ve diaminobenzidine tetrahydrochloride solüsyonu (Kit HK153-5K; Biogenex, San Ramon, CA, USA) kullanıldı.

Değerlendirme

Preparatlar ışık mikroskobunda değerlendirildi. Tüm preparatlarda her iki antikor için nükleer boyanma, boyama yoğunluğundan bağımsız olarak, pozitif olarak kabul edildi. Boyalı kesitlerin tümü iki patolog tarafından yeniden gözden geçirildi. p16 ve p21 için %10 ve üzerinde nükleer boyanma pozitif (+), %10'nun altında boyanma negatif (-) olarak kabul edildi (45- 47).

İstatistik Analiz

İstatiksel analiz için SPSS 15,0 programı kullanıldı. İmmünohistokimyasal ve klinikopatolojik parametreleri karşılaştırmak için Ki-kare testi, Mann-Whitney U testi, Kroskal-Wallis testi ve ANOVA kullanıldı. Yaşam süresi Kaplan-Meier metoduna göre log-rank testi ve Breslow testi kullanılarak değerrlendirildi. P değeri 0,05'in altında olan sonuçlar anlamlı olarak kabul edildi.

4. BULGULAR

Olgular

Mide kanserli 84 hastanın %70,2'si erkek, %29,8 i kadın idi. Ortalama yaş 58,9 (Aralık:32-86) idi. 3 hasta (%3,4) 40 yaş altında idi. 14 hasta (%16,7) 10-49 yaş arasında, 25 hasta (%29,8) 50-59 yaş arasında, 24 hasta (%28,6) 60-69 yaş arasında, 16 hasta (%19), 70-79 yaş arasında ve 2 hasta (%2,4) 80 yaş üstü idi. Olguların 14 tanesinde tümör (%16,7) kardia yerleşimli, 23 tanesinde (%27,4) antrum yerleşimli, 10 tanesinde (%11,9) fundus yerleşimli ve 33 tanesinde (%39,3) corpus yerleşimli idi. Linitis plastika sadece 4 (%4,8) vakada izlendi. Olguların makroskopik çap değerlendirilmesinde 52 vaka (%61) 5 cm ve üzerinde, 32 vaka (%39) 5 cm'nin altında en geniş çapa sahip idi. Olguların makroskopik özelliklerine göre yapılan Bormann sınıflamasında 16 vaka (%19) Tip 1, 18 vaka (%21,6) Tip 2, 46 vaka (%54,7) Tip 3, 4 vaka (%4,7) Tip 4 idi. Mide duvarına invazyon derinliğine göre yapılan değerlendirmede 3 vaka (%3,5) mukozada sınırlı, 13 vaka (%15,5) muskularis propriaya invaze, 68 vaka (%81) serozaya invaze idi. Yapılan histopatolojik incelemelerde DSÖ klasik histolojik tip sınıflamasına göre tübüler tip 62 vaka (%73,8), müsinöz tip 11 vaka (%13,1), taşlı yüzük hücreli tip 11 vaka (%13,1) idi. Lauren's sınıflamasına göre 37 vaka (%44) intestinal tip, 47 vaka (%55) diffüz tip idi. Klasik DSÖ histolojik grade sistemine göre 7 vaka (%8,3) iyi diferansiye (Grade 1) (Resim 6), 33 vaka (%39,3) orta derece diferansiye (Grade 2) (Resim 7), and 44 vaka (%52,4) az diferansiye (Grade 3) (Resim 8) idi. Goseki grade sistemine göre 29 vaka (%34,6) grade 1, 6 vaka (%7,1) grade 2, 41 vaka (%48,8) grade 3, 8 vaka (%9,5) grade 4 idi.

Lenfovasküler invazyon değerlendirmesinde 31 vakada (%36,9) lenfovasküler invazyon izlenirken (Resim 9), 53 vakada (%63,1) lenfovasküler invazyon izlenmedi. Lenf nodu değerlendirilmesinde 71 vakada (%84,5) lenf nodu metastazı pozitif idi (Resim 10). Vakaların değerlendirilmesinde 1-2 lenf nodu metastazı pozitif 11(%13,2) vaka, 3-6 lenf nodu metastazı pozitif 30(%35,7) vaka, 7 ve üzeri lenf nodu metastazı pozitif 30(%35,7) vaka ve 13 (%15,4) vakada ise lenf nodu negatif olarak izlendi. Evre değerlendirmesinde 3 (%3,6) vaka evre IA, 7 (%8,3) vaka evre IB, 6 (%7,1) vaka evre IIA, 12 (14,3%) vaka evre IIB, 29 (%34,5) vaka evre IIIA, 27 (%32,1) vaka evre IIIB olarak izlendi.

İmmunohistokimyasal olarak çalışılan p16 ile 50 vaka da (%59,5) %10 ve üzerinde nükleer immunreaktivite (Resim 13), 34 vakada (%40,5) %10'nun altında nükleer imunreaktivite izlendi (Resim11). p21 ile 47 vakada (%55,9) %10 ve üzerinde nükleer immunreaktivite (Resim14), 37 vakada (%44,1) %10'nun altında nükleer immunreaktivite izlendi (Resim12).

T.C. Erzurum Valiliği İl Nüfus Müdürlüğü'nde yapılan taramada 84 hastanın nüfus bilgilerine ulaşıldı. Hayatta olmayanların ölüm tarihleri kaydedildi ve yaşam süreleri hesaplandı. 26 vakanın (%30,9) 5 yıl ve üzerinde yaşadığı, 58 vakanın (69,1) 5 yıldan az yaşadığı tesbit edildi.

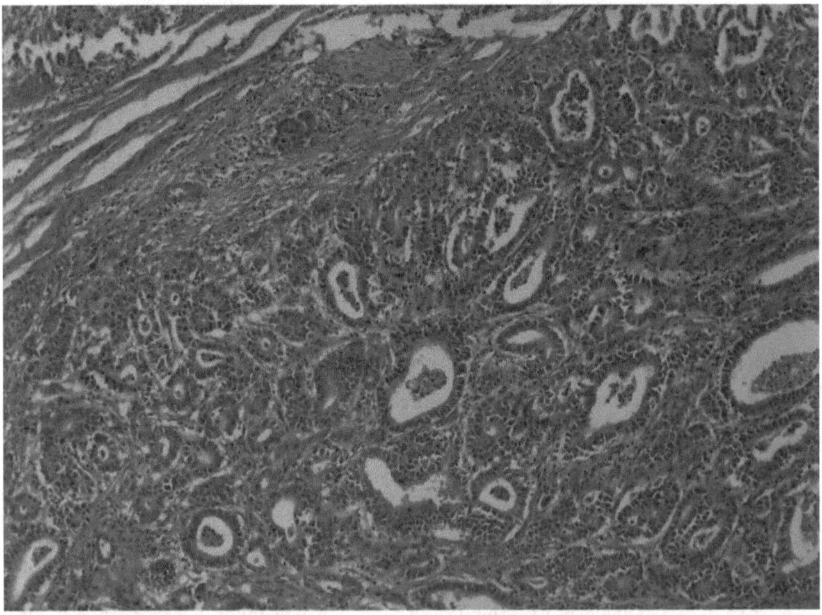

Resim 6. Grade 1 (iyi diferansiye) Mide adenokarsinom (H&E x100)

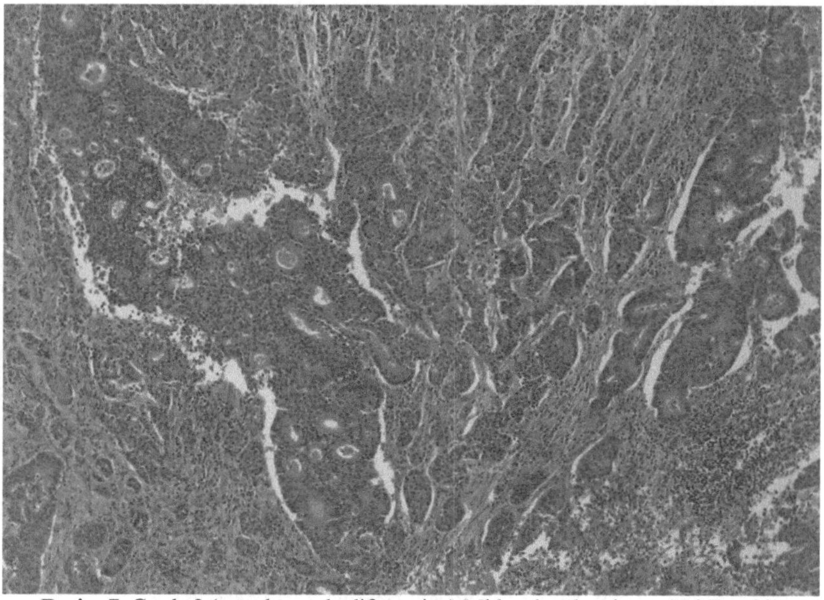

Resim 7. Grade 2 (orta derecede diferansiye) Mide adenokarsinom (H&E x100)

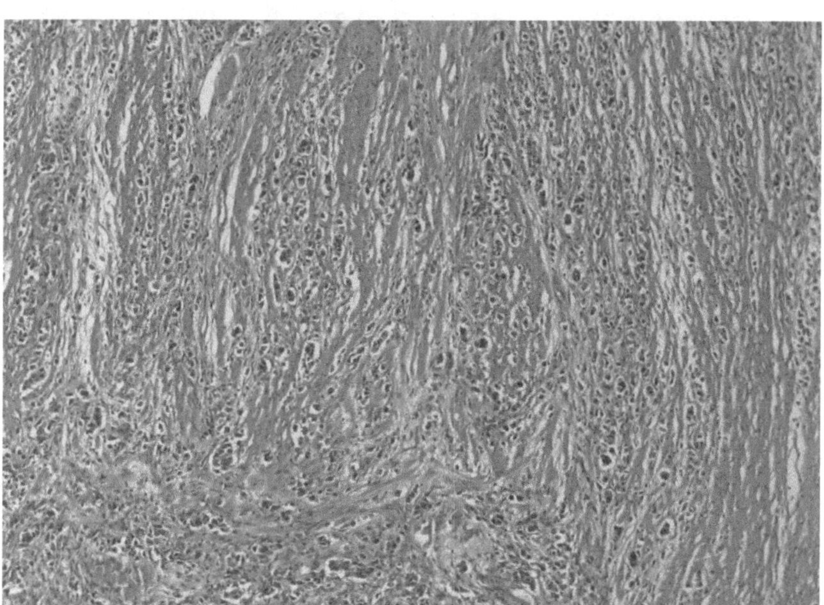

Resim 8. Grade 3 (az diferansiye) Mide adenokarsinom (H&E x100)

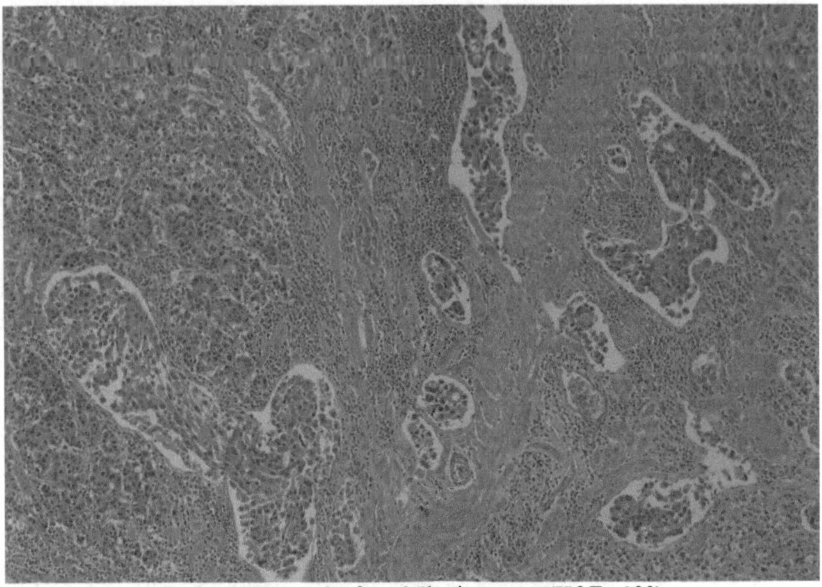

Resim 9. Yaygın lenfovasküler invazyon (H&E x100)

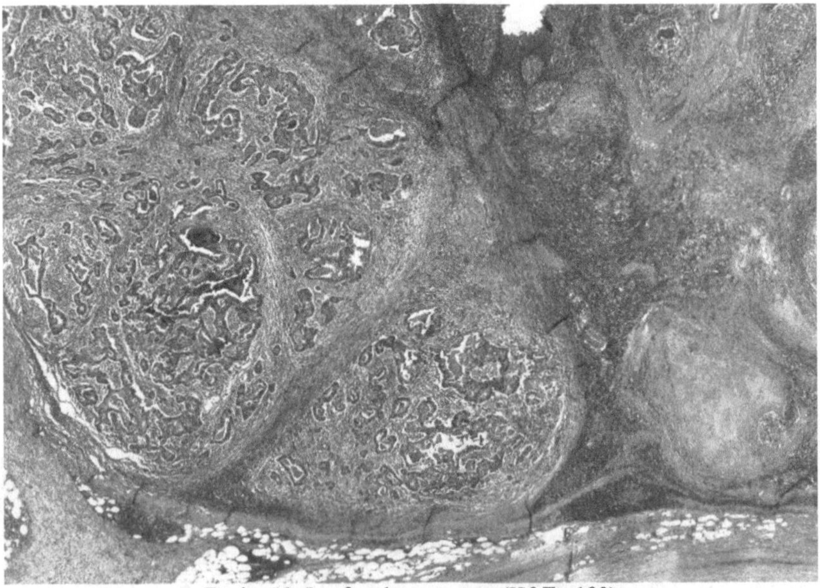

Resim 10. Lenf nodu metastazı (H&E x100)

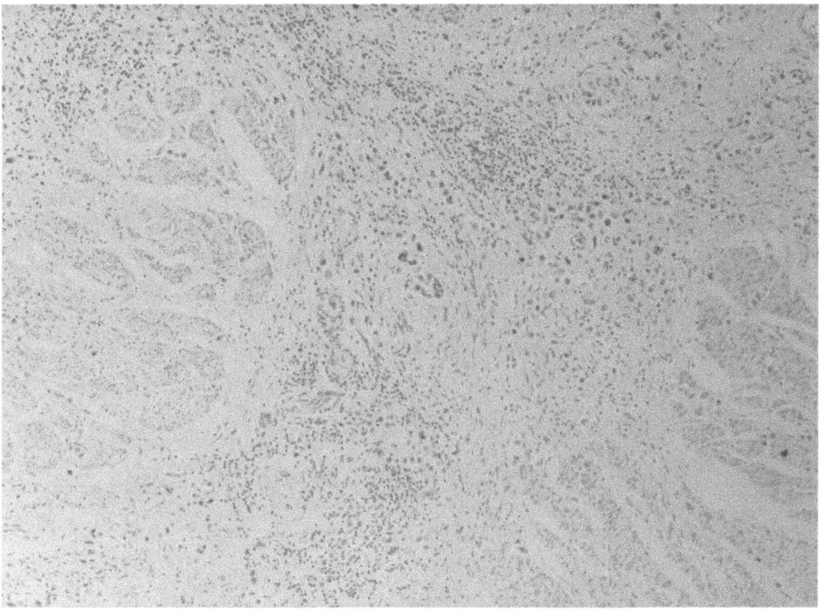

Resim 11. p16, %10'nun altında nükleer reaktivite

Resim 12. p21, %10'nun altında nükleer reaktivite

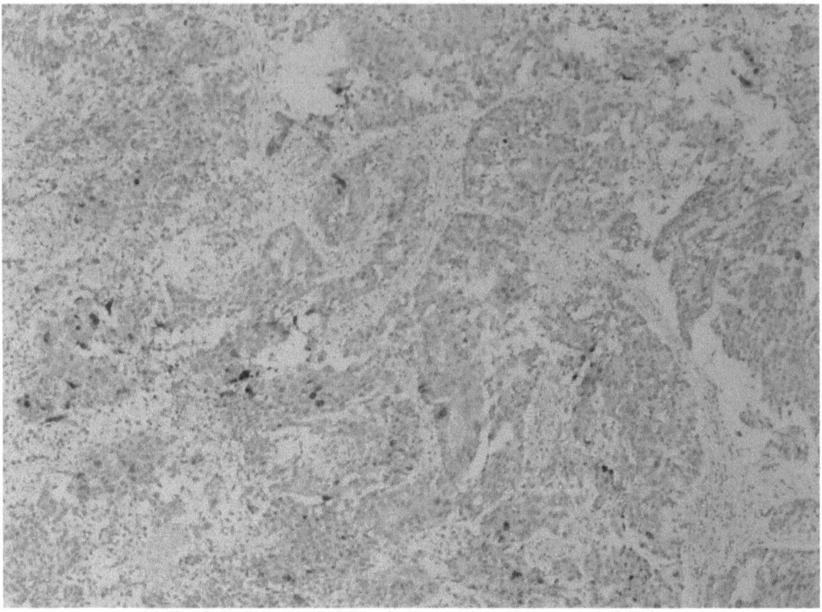

Resim 13. p16, %10'nun üzerinde nükleer reaktivite

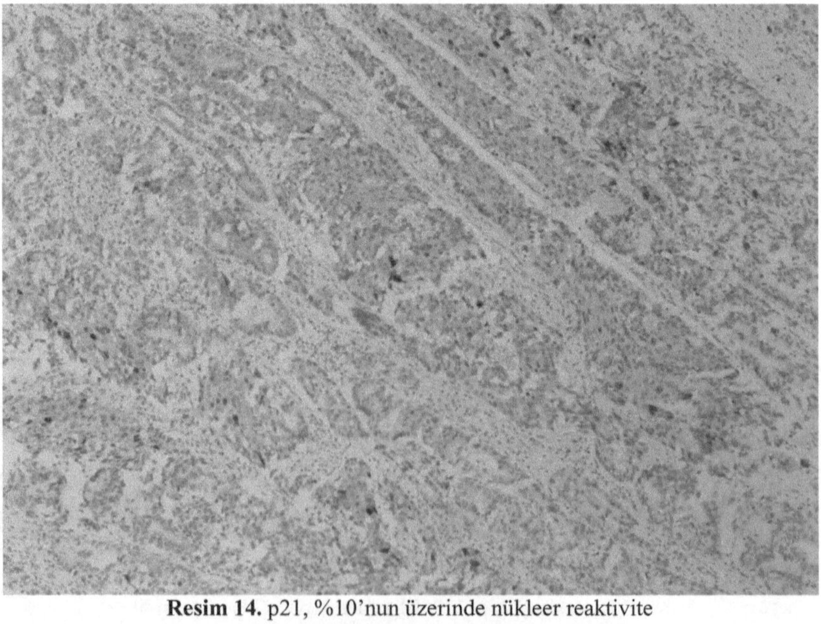

Resim 14. p21, %10'nun üzerinde nükleer reaktivite

Klasik DSÖ sınıflamasında histolojik tümör tipine göre, grade ve invazyon derinliğine bakıldığında (Tablo 5), tübüler adenokarsinomlu 62 olgudan 7'si (%11,2) iyi diferansiye, 26'sı (%41,9) orta derecede diferansiye, 29'u (%46,7) az diferansiye, olup, bu olgulardan 3'ü (%4,8) mukozada sınırlı, 12'si (%19,4) muskulars propriaya invaze, 47'si (%75,8) serozaya invaze idi. Musinöz adenokarsinomlu 11 olgudan 3'ü (%27,2) orta derecede diferansiye, 8'i (%72,8) az diferansiye olup, Bu olgulardan 1'i (%9,1) muskularis propriaya invaze, 10'u (%90,9) serozaya invaze idi. Taşıl yüzük hücreli adenokarsinomlu 11 olgudan 4'ü (%36,4) orta derecede diferansiye, 7'si (%63,7) az diferansiye olup, bu olguların tamamı serozaya invaze idi.

Bu çalışmadaki olgularda histolojik tip ile grade ve invazyon derinliği arasında anlamlı ilişki tespit edilmedi (sırasıyla p=0,339, p=0.344).

Tablo 5. Tümör tipine göre grade ve invazyon dağılımı

		DSÖ GRADE			İNVAZYON DERİNLİĞİ (pT)		
		İYİ	ORTA	AZ	Mukozada sınırlı	Muskularis Prp.İnvaze	Serozaya İnvaze
DSÖ Histolojik Tip	TÜBÜLER	7 (%11.2)	26(%41.9)	29(%46.7)	3(%4.8)	12(%19.4)	47(%75.8)
	MUSİNÖZ	0(%0)	3(%27.2)	8(%72.8)	0(%0)	1(%9.1)	10(%90.9)
	Taşlı yüzük hücreli	0(%0)	4(%36.4)	7(%63.7)	0(%0)	0(%0)	11(%100)

Olguların histolojik tümör tipine göre, Goseki grade ve TNM evresine bakıldığında (Tablo 6); tübüler adenokarsinomlu 62 olgudan 3'ü (%4,8) evre I A, 6'sı (%9,7) evre I B, 5'i (%8,2) evre II A, 10'u (%16,1) evre II B, 19'u (%30,6) evre III A ve 19'u (%30,6) evre III B olup bu olgulardan 26'sı (%41,9) Goseki grade 1, 4'ü (%6,4) Goseki grade 2, 31'i (%50) Goseki grade 3 ve 1'i (%1,7) Goseki grade 4 idi. Musinöz Adenokarsinomlu 11 olgudan 1'i (%9,1) evre I B, 1'i (%9,1) evre II A, 1'i (%9,1) evre II B, 6'sı (%54,5) evre III A, 2 'si (%18,2) evre III B olup bu olgulardan 1 'i (%9) Goseki grade 1, 6'sı (%54,5) Goseki grade 3, 4'ü (%36,4) Goseki grade 4 idi. Taşlı yüzük hücreli adenokarsinomlu 11 olgudan 1'i (%9,1) evre II B, 4'ü (%36,4) evre III A, 6'sı (%54,5) evre III B olup, bu olgulardan 2'si (18,2) Goseki grade 1, 2'si (%18,2) Goseki grade 2, 4'ü (%36,4) Goseki grade 3, 3'ü (%27,2) Goseki grade 4 idi.

Bu çalışmadaki olgularda histolojik tip ile Goseki grade arasında oldukça anlamlı ilişki izlenirken ($p<0,001$), histolojik tip ile TNM evre arasında anlamlı ilişki tespit edilmedi ($p=0.669$).

Tablo6 . Tümör Histolojik tipine göre Goseki grade ve TNM evresi dağılımı

		TNM EVRE						GOSEKİ GRADE			
		IA	IB	IIA	IIB	IIIA	IIIB	1	2	3	4
Histolojik Tip	TÜBÜLER	3(%4,8)	6(%9,7)	5(%8,2)	10(%16,1)	19(%30,6)	19(%30,6)	26(%41.9)	4(%6.4)	31(%50)	1(%1.7)
	MUSİNÖZ	0(%0)	1(%9,1)	1(%9,1)	1(%9,1)	6(%54,5)	2(%18,2)	1(%9)	0(%0)	6(%54.6)	4(%36.4)
	TAŞLI YÜZÜK HÜCRELİ	0(%0)	0(%0)	0(%0)	1(%9,1)	4(%36,4)	6(%54,5)	2(%18.2)	2(%18.2)	4(%36.4)	3(%27.2)

Olguların Laurens'e göre histolojik tipi ile klasik grade, Goseki grade ve lenfovasküler invazyon durumuna bakıldığında (Grafik 1); Lauren's intestinal tip 37 olgudan 7'si (%18,9) iyi derecede diferansiye, 26'sı (%70,3) orta derecede diferansiye,

4'ü (%10,8) az diferansiye olup bu olgularda 28'i (%75,7) Goseki grade 1, 5'i (%13,5) Goseki grade 2, 3'ü (%8,1) Goseki grade 3, 1'i (%2,7) Goseki grade 4 idi. İntestinal tip 37 olgudan 19'unda (%51,4) lenfovasküler invazyon tespit edildi. Diffüz tip 47 olgudan 7'si (%14,9) derecede diferansiye, 40'ı (%85,1) az diferansiye olup, bunlardan 1'i (%2,1) Goseki grade 1, 1'i (%2,1) Goseki grade 2, 38'i (%80,9) Goseki grade 3, 7'si (%14,9) Goseki grade 4 idi. Diffüz tip 47 olgudan 34'ünde (%72,4) lenfovasküler invazyon tespit edildi.

Bu serideki olgularda Laurens' e göre histolojik tip ile klasik grade, Goseki grade ve lenfovasküler invazyon arasında oldukça anlamlı ilişki olduğu belirlendi. (sırasıyla p=0.001, p=0.001,kruskal-wallis, p=0.048,Ki-Kare).

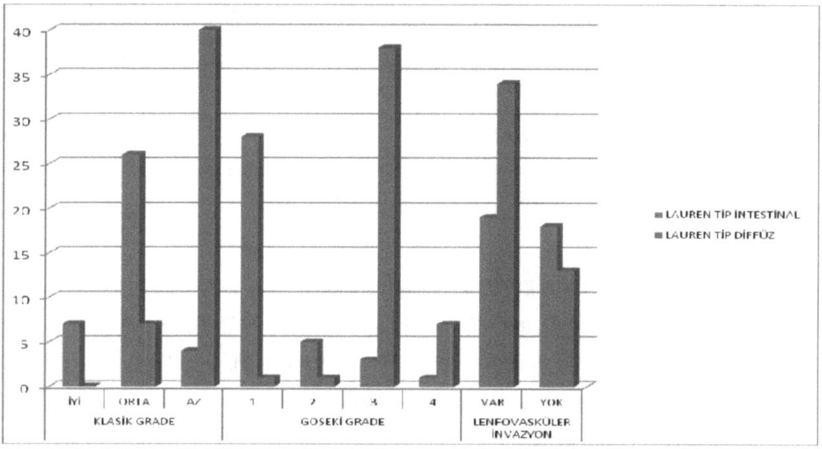

Grafik 1. Tümör Lauren's tipine göre klasik grade, Goseki grade ve lenfovasküler invazyon dağılımı

Olguların klasik grade göre invazyon derinliği (pT) ve lenf nodu metastazı durumuna bakıldığında (Tablo 7); iyi diferansiye 7 olgudan 3'ü (%42,9) mukozada sınırlı, 1'i (%14,2) muskularis propriaya invaze, 3'ü (%42,9) serozaya invaze olup, bu olgulardan 5'inde (%71,6) lenf nodu metastazı negatif, 1'inde (%14,2) 1-2 lenf nodu metastazı, 1'inde (%14,2) 3-6 lenf nodu metastazı tespit edildi. Orta derecede diferansiye 33 olgudan 9'u (%27,3) muskularis propriaya invaze, 24'ü (%72,7)serozaya invaze olup, bu olgulardan 4'ünde (%12,1) lenf nodu metastazı negatif, 5'inde (%15,2) 1-2 lenf nodu metastazı, 12'sinde (%36,4) 3-6 lenf nodu metastazı ve 12'sinde (%36,4) 7 ve üzeri lenf nodu metastazı tespit edildi. Az diferansiye 44 olgudan 3'ü (%6,8) muskularis propriaya invaze, 41'i (%93,2) serozaya invaze olup, bu olgulardan 4'ünde (%9,1) lenf nodu metastazı yok, 5'inde (%11,4) 1-2 lenf nodu metastazı, 17'sinde (%38,6) 3-6 lenf nodu metastazı ve 18'sinde (%40,9) 7 ve üzeri lenf nodu metastazı tespit edildi.

Bu çalışmada olgularda klasik grade ile lenf nodu metastazı arasında anlamlı bir ilişki izlenmezken (p=0.369 kruskal-wallis), Grade ile İnvazyon deriniliği arasında anlamlı ilişki olduğu belirlendi (p=0.015, kruskal-wallis).

Tablo 7. Klasik grade göre invazyon derinliği (pT) ve lenf nodu metastazı dağılımı

		İNVAZYON DERİNLİĞİ (pT)			**Lenf Nodu METASTAZI**			
		Mukozada sınırlı	Muskularis Prp.İnvaze	Serozaya İnvaze	Yok	(1-2)	(3-6)	7 ve üzeri
KLASİK GRADE	İYİ	3(%42,9)	1(%14,2)	3(%42,9)	5(%71,6)	1(%14,2)	1(%14,2)	0(%0)
	ORTA	0(%0)	9(%27,3)	24(%72,7)	4(%12,1)	5(%15,2)	12(%36,4)	12(%36,4)
	AZ	0(%0)	3(%6,8)	41(%93,2)	4(%9,1)	5(%11,4)	17(%38,6)	18(%40,9)

Olguların klasik grade göre lenfovasküler invazyon ve TNM evresi durumuna bakıldığında (Grafik 2); iyi diferansiye 7 olgudan 3'ü (%42,8) evre I A, 1'i (%14,3) evre I B, 1'i (%1,43) evre II A, 1'i (%14,3) evre II B, 1'i (%14,3) evre III A olup, olgulardan 1'inde (%14,3) lenfovasküler invazyon tespit edildi. Orta derecede diferansiye 33 olgudan 4'ü (%12,1) evre I B, 2'si (%6,1) evre II A, 5'i (%15,2) evre II B, 12'si (%36,4) evre III A, 10'u %30,2) evre III B olup, olgulardan 20'sinde (%60,6) lenfovasküler invazyon tespit edildi. Az diferansiye 44 olgudan 2'si (%4,6) evre I B, 3'ü (%6,8) evre II A, 6'sı (%13,6) evre II B, 16'sı (%36,4) evre III A, 17'si (%38,6) evre III B olup, olgularda 32'sinde (%72,7) lenfovasküler invazyon tespit edildi.

Bu çalışmada olgularda klasik grade ile TNM evresi ve Lenfovasküler invazyon arasında anlamlı ilişki olduğu tespit edildi (p=0.002, kruskal-wallis, p=0.011, Ki-Kare)

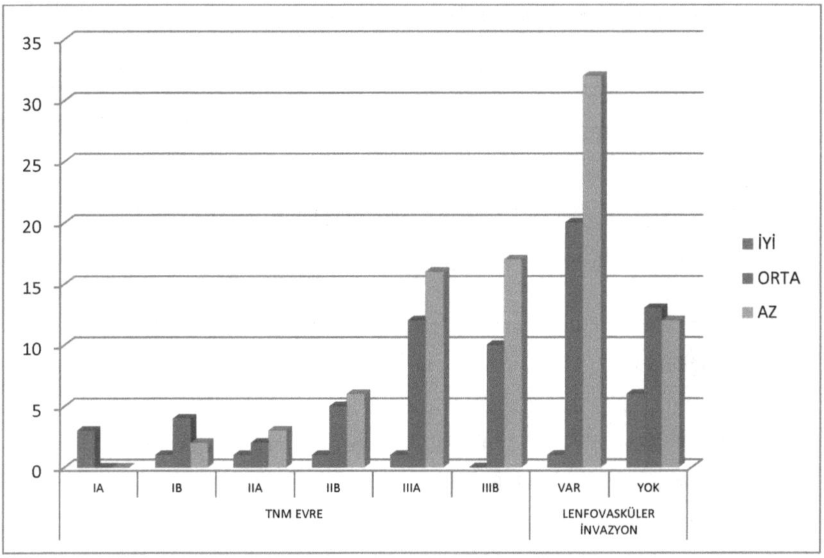

Grafik 2. Klasik grade göre TNM evresi ve lenfovasküler invazyon dağılımı

Olguların Goseki grade göre lenf nodu metastazı ve invazyon derinliği (pT) durumuna bakıldığında (Tablo 8); Goseki grade 1 olan 29 olgunun 6'sında (%20,7) lenf nodu metastazı izlenmedi. 5'inde (%17,2) 1-2 lenf nodu metastazı, 7'sinde (%24,1) 3-6 lenf nodu metastazı, 11'inde (%38) 7 ve üzeri lenf nodu metastazı tespit edilmiş olup, olgulardan 3'ü (%10,3) mukozada sınırlı, 6'sı (%20,7) muskularis propriaya invaze, 20'si (%69) serozaya invaze idi. Goseki grade 2 olan 6 olgunun 4'ünde (%66,6) 3-6 lenf nodu metastazı, 2'sinde (%33,4) 7 ve üzeri lenf nodu metastazı tespit edilmiş olup, olgulardan 1'i (%16,6) muskularis propriaya invaze, 5'i (%83,4) serozaya invaze idi. Goseki grade 3 olan 41 olgunun 7'sinde (%17,1) metastazı izlenmedi. 5'inde (%12,2) 1-2 lenf nodu metastazı, 15'inde (%36,6) 3-6 lenf nodu metastazı, 14'ünde (%34,1) 7 ve üzeri lenf nodu metastazı tespit edilmiş olup, olgulardan 6'sı (%14,6) muskularis propriaya invaze, 35'i (%85,4) serozaya invaze idi. Goseki grade 4 olan 8 olgunun 1'inde (%12,5) 1-2 lenf nodu metastazı, 4'ünde (%50) 3-6 lenf nodu metastazı, 3'ünde (%37,5) 7 ve üzeri lenf nodu metastazı tespit edilmiş olup, olgulardan 8'i (%100) serozaya invaze idi.

Bu serideki olgularda Goseki grade ile lenf nodu metastazı ve İnvazyon derinliği (pT) arasında anlamlı ilişki izlenmedi (sırasıyla p=0.618, p=0.208).

Tablo 8. Goseki grade göre lenf nodu metastazı ve invazyon derinliği (pT) dağılımı

		Lenf Nodu Metastazı				İnvazyon Derinliği (pT)		
		Yok	(1-2)	(3-6)	7 ve üzeri	Mukozada sınırlı	Muskularis Prp.İnvaze	Serozaya İnvaze
GOSEKİ GRADE	1	6(%20,7)	5(%17,2)	7(%24,1)	11(%38)	3(%10,3)	6(%20,7)	20(%69)
	2	0(%0)	0(%0)	4(%66,6)	2(%33,4)	0(%0)	1(%16,6)	5(%83,4)
	3	7(%17,1)	5(%12,2)	15(%36,6)	14(%34,1)	0(%0)	6(%14,6)	35(%85,4)
	4	0(%0)	1(%12,5)	4(%50)	3(%37,5)	0(%0)	0(%0)	8(%100)

Olguların Goseki grade göre TNM evre ve lenfovasküler invazyon durumuna bakıldığında (Tablo 9) Goseki grade 1 olan 29 olgunun 3'ü (%10,3) evre I A, 2'si (%6,9) evre I B, 3'ü (%10,3) evre II A, 4'ü (%13,8) evre II B, 8'i (%27,6) evre III A, 9'u (%31,1) evre III B olup, olgulardan 16'sında (%55,2) lenfovasküler invazyon tespit edildi. Goseki grade 2 olan 6 olgunun 1'i (%16,7) evre II B, 3'ü (%50) evre III A, 2'si (%33,3) evre III B olup, olgulardan 4'ünde (%66,7) lenfovasküler invazyon tespit edildi. Goseki grade 3 olan 41 olgunun 5'i (%12,2) evre I B, 3'ü (%7,3) evre II A, 6'sı (%14,6) evre II B, 14'ü (%34,2) evre III A, 13'ü (%31,7) evre III B olup, olgulardan 28'inde (%68,3) lenfovasküler invazyon tespit edildi. Goseki grade 4 olan 8 olgunun, 1'i (%12,5) evre II B, 4'ü (%50) evre III A, 3'ü (%37,5) evre III B olup, olgulardan 5'inde (%62,5) lenfovasküler invazyon tespit edildi.

Bu çalışmadaki olgularda Goseki grade ile lenfovasküler invazyon ve TNM evresi arasında istatiksel olarak anlamlı ilişki izlenmedi (sırasıyla p=0.731, p=0.781).

Tablo 9. Goseki grade göre TNM evre ve lenfovasküler invazyon dağılımı

		TNM EVRE						LENFOVASKÜLER İNVAZYON	
		IA	IB	IIA	IIB	IIIA	IIIB	YOK	VAR
GOSEKİ GRADE	1	3(%10,3)	2(%6,9)	3(%10,3)	4(%13,8)	8(%27,6)	9(%31,1)	13(%44,8)	16(%55,2)
	2	0(%0)	0(%0)	0(%0)	1(%16,7)	3(%50)	2(%33,3)	2(%33,3)	4(%66,7)
	3	0(%0)	5(%12,2)	3(%7,3)	6(%14,6)	14(%34,2)	13(%31,7)	13(%31,7)	28(%68,3)
	4	0(%0)	0(%0)	0(%0)	1(%12,5)	4(%50)	3(%37,5)	3(%37,5)	5(%62,5)

Olguların invazyon derinliğine (pT) göre TNM evre, lenf nodu metastazı ve lenfovasküler invazyon durumuna bakıldığında (Grafik 3); mukozada sınırlı 3 olgunun tamamı evre I A olup bunların hiçbirinde lenfovasküler invazyon ve lenf nodu metastazı tespit edilmedi. Muskularis propriaya invaze 13 olgudan 7'si (%53,8) evre I B, 2'si (%15,4) evre II A, 3'ü (%23,1) evre II B, 1'i (%7,7) III A olup, olguların 6'sında (%42,2) lenfovasküler invazyon tespit edildi. Muskularis propriaya invaze olguların 7'sinde (%53,8) lenf nodu metastazı izlenmezken, 2'sinde (%15,4) 1-2 lenf nodu metastazı, 3'ünde (%23,1) 3-6 lenf nodu metastazı ve 1'inde (%7,7) 7 ve üzeri lenf nodu metastazı tespit edildi. Serozaya invaze 68 olgudan 4'ü (%5,9) evre II A, 9'u (%13,2) evre II B, 28'i (%41,2) III A, 27'si (%39,7) evre III B olup, olguların 47'sinde (%69,1) lenfovasküler invazyon tespit edildi. Serozaya invaze olguların 3'ünde (%4,4) lenf nodu metastazı izlenmezken, 9'unda (%13,2) 1-2 lenf nodu metastazı, 27'sinde (%39,7) 3-6 lenf nodu metastazı ve 29'unda (%42,6) 7 ve üzeri lenf nodu metastazı tespit edildi.

Bu serideki olgularda invazyon derinliği (pT) ile TNM evresi ve lenf nodu metastazı arasında oldukça anlamlı ilişki olduğu gözlendi (sırasıyla p=0.001, p=0.001). İnvazyon derinliği (pT) ile lenfovasküler invazyon arasında da anlamlı ilişki olduğu belirlendi(p=0.020).

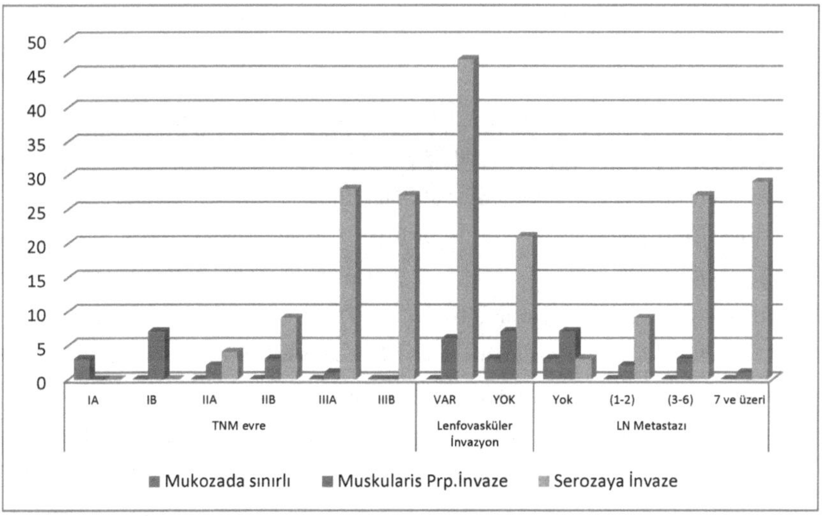

Grafik 3. İnvazyon derinliği (pT) göre TNM evre, lenf nodu metastazı ve lenfovasküler invazyon dağılımı

Olguların makroskopik çapa göre invazyon derinliği (pT) ve Goseki grade durumuna bakıldığında (Tablo 10); en büyük çapı 5 cm'in üzerinde 52 olgudan 1'i (%1,9) mukozada sınırlı, 9'u (%17,3) muskularis propriaya invaze, 42 'si (%80,8) serozaya invaze olup, bu olgulardan 14'ü (%26,9) Goseki grade 1, 4'ü (%7,7) Goseki grade 2, 28'i (%53,8) Goseki grade 3, 6'sı (%11,6) Goseki grade 4 idi. En büyük çapı 5 cm'in altında 32 olgudan 2'si (%6,3) mukozada sınırlı, 4'ü (%12,5) muskularis propriaya invaze, 26'sı (%81,2) serozaya invaze olup, olgulardan 15'i (%46,9) Goseki grade 1, 2'si (%6,3) Goseki grade 2, 13'ü (%40,5) Goseki grade 3, 2'si (%6,3) Goseki grade 4 idi.

Bu serideki olgularda Makroskopik çap ile İnvazyon derinliği (pT) ve Goseki Grade arasında anlamlı ilişki izlenmedi (sırasıyla p=0.513, p=0.304).

Tablo 10. Makroskopik çapa göre invazyon derinliği (pT) ve Goseki grade dağılımı

		İNVAZYON DERİNLİĞİ (pT)			**GOSEKİ GRADE**			
		Mukozada sınırlı	Muskularis Prp.İnvaze	Serozaya İnvaze	1	2	3	4
Makroskopik Çap	5 cm üzeri	1(%1,9)	9(%17,3)	42(%80,8)	14(%26,9)	4(%7,7)	28(%53,8)	6(%11,6)
	5 cm altı	2(%6,3)	4(%12,5)	26(%81,2)	15(%46,9)	2(%6,3)	13(%40,5)	2(%6,3)

Olguların invazyon derinliği (pT) ve Lauren's histolojik tipine göre p16 ve p21 immunreaktivitesi durumuna bakıldığında (Tablo 11); invazyon deriniliği mukozada sınırlı olan 3 olgunun tamamında %10'nun altında p16 ve p21 immunreaktvitesi izlendi. Muskularis propriaya invaze 13 olgudan 7'sinde (%53,8) %10 ve üzerinde p16 immunreaktivitesi, 6'sında (%46,2) %10'nun altında p16 immunreaktivitesi, muskularis propriaya invaze 13 olgunun 3'ünde (%23,1) %10 ve üzerinde p21 immunreaktivitesi, 10'unda (%76,9) %10'nun altında p21 immunreaktivitesi izlendi. Serozaya invaze 68 olgudan 43'ünde (%63,2) %10 ve üzerinde p16 immunreaktivitesi, 25'inde (%36,8) %10'nun altında p16 immunreaktivitesi, serozaya invaze 68 olgunun 44'ünde (%64,7) %10 ve üzerinde p21 immunreaktivitesi, 24'ünde (%35,3) %10'nun altında p21 immunreaktivitesi izlendi. Lauren's intestinal tip 37 olgudan 23'ünde (%62,2) %10 ve üzerinde p16 immunreaktivitesi, 14'ünde (%37,8) %10'nun altında p16 immunreaktivitesi, intestinal tip 37 olgunun 20'sinde (%54,1) %10 ve üzerinde p21 immunreaktivitesi, 17'sinde (%45,9) %10'nun altında p21 immunreaktivitesi izlendi. Lauren's diffüz tip 47 olgudan 27'sinde (%57,4) %10 ve üzerinde p16 immunreaktivitesi, 20'sinde (%42,6) %10'nun altında p16 immunreaktivitesi, diffüz tip 47 olgunun 27'sinde (%57,4) %10 ve üzerinde p21 immunreaktivitesi, 20'sinde (%42,6) %10'nun altında p21 immunreaktivitesi izlendi.

Bu serideki olgularda invazyon derinliği (pT) ile p16 immunreaktivitesi arasında anlamlı ilişki izlenmezken (p=0.083), invazyon derinliği (pT) ile p21 immunreaktivitesi arasında istatiksel olarak anlamlı ilişki olduğu belirlendi (p=0.003). Ayrıca Lauren's histolojik tip ile p16 ve p21 immunreaktvitesi arasında anlamlı ilişki izlenmedi (sırasıyla p=0.189 Kruskal-wallis, p=0.196 Kruskal-wallis).

Tablo 11. Tümörün İnvazyon Derinliği (pT) ve Lauren's tipine göre p16 ve p21 immunreaktivitesi dağılımı

		p16		p21	
		%10 üzeri	%10 altı	%10 üzeri	%10 altı
İNVAZYON DERİNLİĞİ (pT)	Mukozada sınırlı	0(%0)	3(%100)	0(%0)	3(%100)
	Muskularis Prp.İnvaze	7(%53,8)	6(%46,2)	3(%23,1)	10(%76,9)
	Serozaya İnvaze	43(%63,2)	25(%36,8)	44(%64,7)	24(%35,3)
LAUREN's TİP	İNTESTİNAL	23(%62,2)	14(%37,8)	20(%54,1)	17(%45,9)
	DİFFÜZ	27(%57,4)	20(%42,6)	27(%57,4)	20(%42,6)

Olguların Goseki grade ve klasik histolojik grade göre p16 ve p21 immunreaktivitesine bakıldığında (Tablo 12; Goseki grade 1 olan 29 olgunun 15'inde (%51,7) %10 ve üzerinde p16 immunreaktivitesi, 14'ünde (%48,3) %10'nun altında p16 immunreaktivitesi, Goseki grade 1 olan 29 olgunun 15'inde (%51,7) %10 ve üzerinde p21 immunreaktivitesi, 14'ünde (%48,3) %10'nun altında p21 immunreaktivitesi izlendi. Goseki grade 2 olan 6 olgunun 4'ünde (%66,6) %10 ve üzerinde p16 immunreaktivitesi, 2'sinde (%33,4) %10'nun altında p16 immunreaktivitesi, Goseki grade 2 olan 6 olgunun 4'ünde (%66,6) %10 ve üzerinde p21 immunreaktivitesi, 2'sinde (%33,4) %10'nun altında p21 immunreaktivitesi izlendi. Goseki grade 3 olan 41 olgunun 25'inde (%61) %10 ve üzerinde p16 immunreaktivitesi, 16'sında (%39) %10'nun altında p16 immunreaktivitesi, Goseki grade 3 olan 41 olgunun 21'inde (%51,2) %10 ve üzerinde p21 immunreaktivitesi, 20'sinde (%48,8) %10'nun altında p21 immunreaktivitesi izlendi. Goseki grade 4 olan 8 olgunun 6'sında (%75) %10 ve üzerinde p16 immunreaktivitesi, 2'sinde (%25) %10'nun altında p16 immunreaktivitesi, Goseki grade 4 olan 8 olgunun 7'sinde (%87,5) %10 ve üzerinde p21 immunreaktivitesi, 1'inde (%12,5) %10'nun altında p21 immunreaktivitesi izlendi. DSÖ iyi derecede diferansiye 7 olgudan 3'ü (%42,9) %10 ve üzerinde p16 immunreaktivitesi, 4'ünde (%57,1) %10'nun altında p16 immunreaktivitesi, DSÖ iyi derecede diferansiye 8 olgunun 7'sinde (%87,5) %10 ve üzerinde p21 immunreaktivitesi, 1'inde (%12,5) %10'nun altında p21 immunreaktivitesi izlendi. DSÖ orta derecede diferansiye 33 olgudan 21'i (%63,6) %10 ve üzerinde p16 immunreaktivitesi, 12'sinde (%36,4) %10'nun altında p16 immunreaktivitesi, DSÖ orta derecede diferansiye 33 olgunun 18'inde (%54,5) %10 ve üzerinde p21 immunreaktivitesi, 15'inde (%45,5) %10'nun altında p21 immunreaktivitesi izlendi. DSÖ az diferansiye 44 olgudan 26'sı (%59,1) %10 ve üzerinde p16 immunreaktivitesi, 18'inde (%40,9) %10'nun altında p16 immunreaktivitesi, DSÖ az diferansiye 44 olgunun 27'sinde (%61,4) %10 ve üzerinde p21 immunreaktivitesi, 17'sinde (%38,6) %10'nun altında p21 immunreaktivitesi izlendi.

Bu serideki olgularda klasik histolojik grade ile p16 ve p21 immunreaktvitesi arasında anlamlı ilişki izlenmedi (sırasıyla p=0.594, p=0.262). Benzer şekilde Goseki grade ile p16 ve p21 immunreaktvitesi arasında da anlamlı ilişki izlenmedi (sırasıyla p=0.639, p=0.252).

Tablo 12. DSÖ grade ve Goseki grade göre p16 ve p21 immunreaktivitesi dağılımı

		p16		**p21**	
		%10 üzeri	%10 altı	%10 üzeri	%10 altı
GOSEKİ GRADE	1	15(%51,7)	14(%48,3)	15(%51,7)	14(%48,3)
	2	4(%66,6)	2(%33,4)	4(%66,6)	2(%33,4)
	3	25(%61)	16(%39)	21(%51,2)	20(%48,8)
	4	6(%75)	2(%25)	7(%87,5)	1(%12,5)
DSÖ GRADE	İYİ	3(%42,9)	4(%57,1)	2(%28,6)	5(%71,4)
	ORTA	21(%63,6)	12(%36,4)	18(%54,5)	15(%45,5)
	AZ	26(%59,1)	18(%40,9)	27(%61,4)	17(%38,6)

Olguların lenf nodu metastazı, TNM evresi ve lenfovasküler invazyonun varlığına göre p16 ve p21 immunreaktivitesine bakıldığında (Grafik 4) (Tablo 13); lenf nodu metastazı izlenmeyen 13 olgudan 5'inde (%45,5) %10 ve üzerinde p16 immunreaktivitesi, 8'inde (%54,5) %10'nun altında p16 immunreaktivitesi, Lenf nodu metastazı izlenmeyen 13 olgudan 2'sinde (%15,4) %10 ve üzerinde p21 immunreaktivitesi, 11'inde (%84,6) %10'nun altında p21 immunreaktivitesi izlendi. 1-2 lenf nodu metastazı izlenen 11 olgudan 3'ünde (%27,3) %10 ve üzerinde p16 immunreaktivitesi, 8'inde (%54,5) %10'nun altında p16 immunreaktivitesi, 1-2 lenf nodu metastazı izlenen 11 olgudan 6'sında (%54,5) %10 ve üzerinde p21 immunreaktivitesi, 5'inde (%45,5) %10'nun altında p21 immunreaktivitesi izlendi. 3-6 lenf nodu metastazı izlenen 30 olgudan 22'sinde (%73,3) %10 ve üzerinde p16 immunreaktivitesi, 8'inde (%26,7) %10'nun altında p16 immunreaktivitesi, 3-6 lenf nodu metastazı izlenen 30 olgudan 20'sinde (%66,6) %10 ve üzerinde p21 immunreaktivitesi, 10'unda (%33,4) %10'nun altında p21 immunreaktivitesi izlendi. 7 ve üzeri lenf nodu metastazı izlenen 30 olgudan 20'sinde (%66,6) %10 ve üzerinde p16 immunreaktivitesi, 10'unda (%33,4) %10'nun altında p16 immunreaktivitesi, 7 ve üzeri lenf nodu metastazı izlenen 30 olgudan 19'unda (%63,3) %10 ve üzerinde p21 immunreaktivitesi, 11'inde (%36,7) %10'nun altında p21 immunreaktivitesi izlendi. TNM evre I A olan 3 olgudan tamamı %10'nun altında p16 ve p21 immunreaktivitesi izlendi, evre I B 7 olgudan 3'ünde (%42,9) %10 ve üzerinde p16 immunreaktivitesi, 4'ünde (%57,1) %10'nun altında p16 immunreaktivitesi, evre I B 7 olgudan 1'inde (%14,3) %10 ve üzerinde p21 immunreaktivitesi, 6'sında (%86,7) %10'nun altında p21 immunreaktivitesi izlendi. Evre II A 6 olgudan 2'sinde (%33,3) %10 ve üzerinde p16 immunreaktivitesi, 4'ünde (%66,7) %10'nun altında p16 immunreaktivitesi, evre II A 7 olgudan 1'inde (%14,3) %10 ve üzerinde p21 immunreaktivitesi, 6'sında (%86,7) %10'nun altında p21 immunreaktivitesi izlendi. Evre II B 12 olgudan 6'sında (%50) %10 ve üzerinde p16 immunreaktivitesi, 6'sında (%50) %10'nun altında p16 immunreaktivitesi, evre II B 12 olgudan 7'sinde (%58,3) %10 ve üzerinde p21 immunreaktivitesi, 5'inde (%41,7) %10'nun altında p21 immunreaktivitesi izlendi. Evre III A 29 olgudan 21'inde (%72,4) %10 ve üzerinde p16 immunreaktivitesi, 8'inde (%27,6) %10'nun altında p16 immunreaktivitesi, evre III A 29 olgudan 21'inde (%72,4) %10 ve üzerinde p21 immunreaktivitesi, 8'inde (%27,6) %10'nun altında p21 immunreaktivitesi izlendi. Evre III B 27 olgudan 18'inde (%66,6) %10 ve üzerinde p16 immunreaktivitesi, 9'unda (%33,4) %10'nun altında p16 immunreaktivitesi, evre III B 27 olgudan 17'sinde (%63) %10 ve üzerinde p21 immunreaktivitesi, 10'unda (%37) %10'nun altında p21 immunreaktivitesi izlendi. Lenfovasküler invazyon izlenen 53 olgudan 31'inde (%58,5) %10 ve üzerinde p16 immunreaktivitesi, 22'sinde (%41,5) %10'nun altında p16 immunreaktivitesi, lenfovasküler invazyon izlenen 53 olgudan 33'ünde (%62,3) %10 ve üzerinde p21 immunreaktivitesi, 20'sinde (%37,7) %10'nun altında p21 immunreaktivitesi izlendi. Lenfovasküler invazyon izlenmeyen 31 olgudan 19'unda (%61,3) %10 ve üzerinde p16 immunreaktivitesi, 12'sinde (%38,7) %10'nun altında p16 immunreaktivitesi, lenfovasküler invazyon izlenmeyen 31 olgudan 14'ünde (%45,2) %10 ve üzerinde p21 immunreaktivitesi, 17'sinde (%54,8) %10'nun altında p21 immunreaktivitesi izlendi.

Bu serideki olgularda lenf nodu metastazı ile p16 ve p21 immunreaktvitesi arasında anlamlı ilişki olduğu belirlendi (p=0.017) (p=0.013). TNM evresi ile p21 immunreaktivitesi arasında anlamlı ilişki izlenirken (p=0.006). Evre ile p16 immunreaktivitesi arasında anlamlı ilişki olmadığı tespit edildi (p=0.077). Benzer şekilde lenfovasküler invazyon ile p16 ve p21 immunreaktvitesi arasında anlamlı ilişki izlenmedi (p=0.063) (p=0.130)

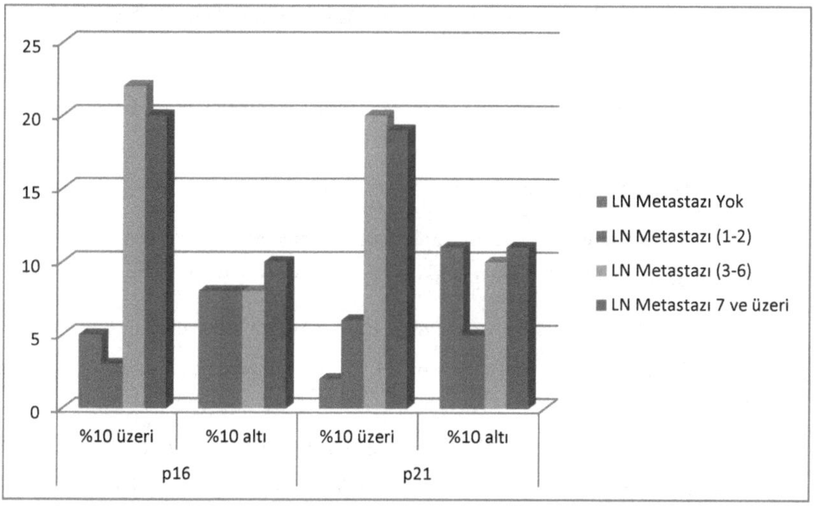

Grafik 4. Lenf nodu metastazına göre p16 ve p21 immunreaktivitesi dağılımı

Tablo 13. Lenf nodu metastazı, TNM evre ve lenfovasküler invazyona göre p16 ve p21 immunreaktivitesi dağılımı

		p16		**p21**	
		%10 üzeri	%10 altı	%10 üzeri	%10 altı
Lenf Nodu METASTAZI	Yok	5(%45,5)	8(%54,5)	2(%15,4)	11(%84,6)
	(1-2)	3(%27,3)	8(%72,7)	6(%54,5)	5(%45,5)
	(3-6)	22(%73,3)	8(%26,7)	20(%66,6)	10(%33,4)
	7 ve üzeri	20(%66,6)	10(%33,4)	19(%63,3)	11(%36,7)
TNM EVRE	IA	0(%0)	3(%100)	0(%0)	3(%100)
	IB	3(%42,9)	4(%57,1)	1(%14,3)	6(%86,7)
	IIA	2(%33,3)	4(%66,7)	1(%16,7)	5(%83,3)
	IIB	6(%50)	6(%50)	7(%58,3)	5(%41,7)
	IIIA	21(%72,4)	8(%27,6)	21(%72,4)	8(%27,6)
	IIIB	18(%66,6)	9(%33,4)	17(%63)	10(%37)
LENFOVASKÜLER İNVAZYON	YOK	19(%61,3)	12(%38,7)	14(%45,2)	17(%54,8)
	VAR	31(%58,5)	22(%41,5)	33(%62,3)	20(%37,7)

Olguların Yaşam Sürelerine Göre Değerlendirilmesi

Çalışmaya dahil edilen 84 olguda en küçük yaş 32 ve en büyük yaş 86 olup ortalama yaş 58,9 idi. Olgular, 5 yıllık yaşam sürelerine göre değerlendirildiğinde; 26'sının (% 30,9) 5 yıl ve üzerinde, 58'inin (% 69,1) 5 yıldan az yaşadığı tespit edildi. Yaşam süreleri ile yaş karşılaştırıldığında anlamlı ilişki tespit edildi (p=0.001).

Yaşam süreleri ile tümör görünümü (Borrmann), tümör çapı ve cinsiyet arasında anlamlı ilişki izlenmedi (sırasıyla p=0.614; p=0.192; p=0.934).

Olguların yaşam sürelerine göre, TNM evre, lenfovasküler invazyon ve Lauren's histolojik tipine bakıldığında (Grafik 5); 5 yıl ve üzerinde yaşayan 26 olgudan 3'ü (%11,5) evre I A, 5'i (%19,2) evre I B, 2'si (%7,7) evre II A, 7'si (%26,9) evre II B, 5'i (%19,2) evre III A, 4'ü (%15,5) evre III B olup, olgulardan 14'ünde (%53,8) lenfovasküler invzyon izlenmiştir. 5 yıl ve üzerinde yaşayan 26 olgudan 15'i (%57,7) Laurens'e göre intestinal tip, 11'i (%42,3) diffüz tip idi. 5 yıldan az yaşayan 58 olgudan 2'si (%3,4) evre I B, 4'ü (%6,9) evre II A, 5'i (%8,6) evre II B, 24'ü (%41,4) evre III A, 23'ü (%39,7) evre III B olup, olgulardan 39'unda (%67,2) lenfovasküler invazyon izlenmiştir. 5 yıldan az yaşayan 58 olgudan 22'si (%37,9) Lauren's intestinal tip, 36'sı (%62,1) diffüz tip idi.

Bu çalışmadaki olgularda yaşam süreleri ile TNM evresi arasında oldukça anlamlı ilişki izlendi (Grafik 6) (p=0.001). Aynı şekilde Yaşam süresi ile lenfovasküler invazyon Laurens'e göre histolojik tip arasında anlamlı ilişki mevcuttu (p=0.043, p=0.012).

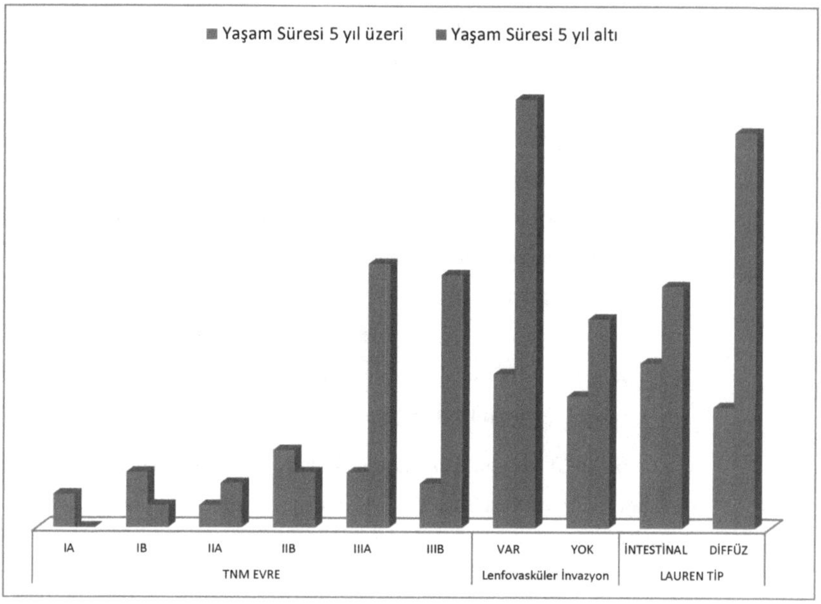

Grafik 5. Yaşam sürelerine göre, TNM evre lenfovasküler invazyon ve Lauren's tip dağılımı

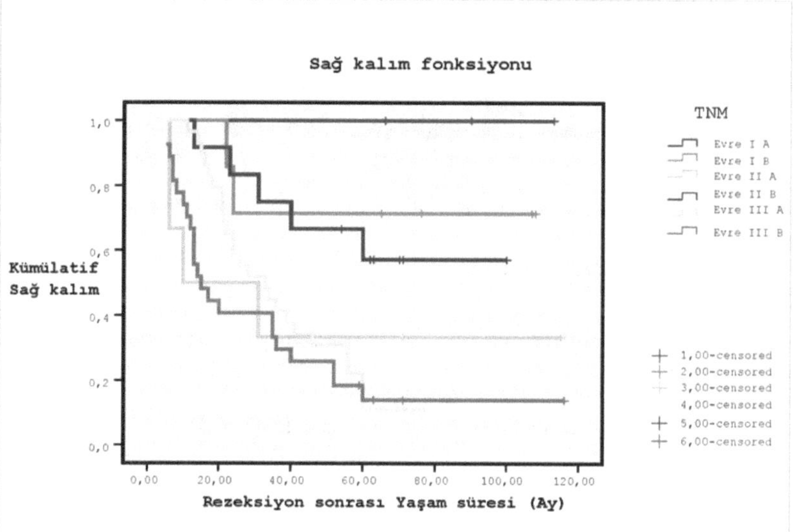

Grafik 6. Sağ kalım fonksiyonu ile TNM evre ilişkisi

Olguların yaşam sürelerine göre Goseki grade, klasik histolojik grade ve invazyon derinliğine (pT) bakıldığında (Grafik 7) 5 yıl ve üzerinde yaşayan 26 olgudan 15'i (%57,7) Goseki grade 1, 1'i (%3,8) Goseki grade 2, 10'u (%38,5) Goseki grade 3 olup, bu olgulardan 6'sı (% 23,1) iyi derecede diferansiye, 11'i (%42,3) orta derecede diferansiye, 9'u (%34,6) az diferansiye idi. 5 yıl ve üzerinde yaşayan 26 olgudan 3'ü (%11,5) mukozada sınırlı, 6'sı (%23,1) muskularis propriaya invaze, 17'si (%65,4) serozaya invaze idi. 5 yıl altında yaşayan 58 olgudan 14'ü (%24,1) Goseki grade 1, 5'i (%8,6) Goseki grade 2, 31'i (%53,4) Goseki grade 3, 8'i (%13,8) Goseki grade 4 olup, bu olgulardan 1'i (% 1,7) iyi derecede diferansiye, 22'si (%37,9) orta derecede diferansiye, 35'i (%60,4) az diferansiye idi. 5 yıl altında yaşayan 58 olgudan 7'si (%12,1) muskularis propriaya invaze, 51'i (%87,9) serozaya invaze idi.

Bu serideki olgularda yaşam süreleri ile Goseki grade, klasik grade ve invazyon derinliği (pT) arasında anlamlı ilişki izlendi (Grafik 8,9) (sırasıyla p=0.007, p=0.040). İstatiksel olarak en anlamlı ilişkinin klasik histolojik grade ile olduğu belirlendi (p=0.002).

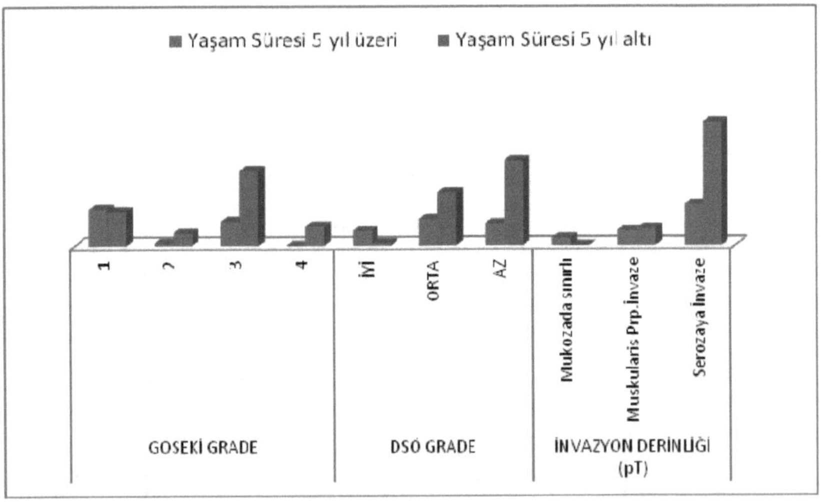

Grafik 7. Yaşam sürelerine göre, Goseki grade, DSÖ grade ve invazyon derinliği (pT) dağılımı

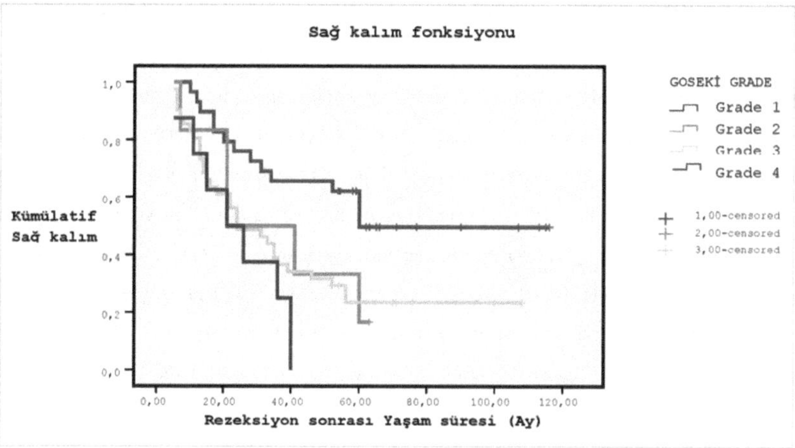

Grafik 8: Sağ kalım fonksiyonu ile Goseki grade ilişkisi

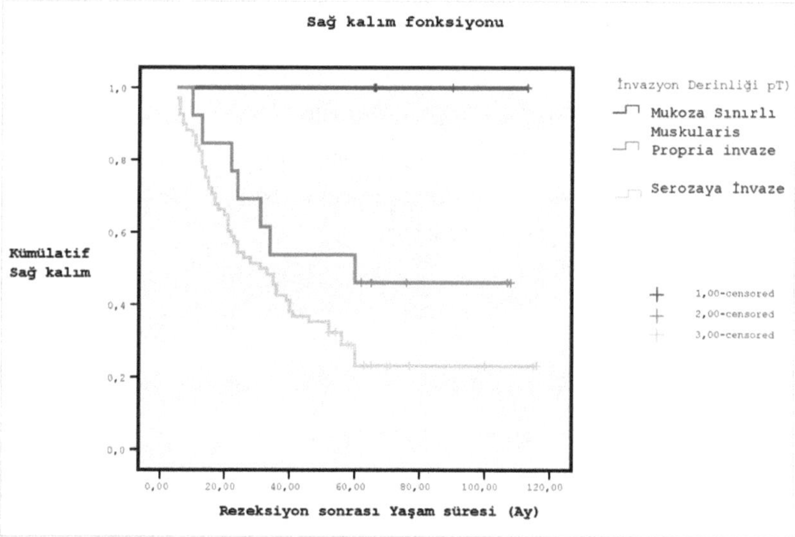

Grafik 9. Sağ kalım fonksiyonu ile invazyon derinliği (pT) ilişkisi

Olguların yaşam sürelerine göre klasik histolojik tip, lenf nodu metastazı ve tümör yerleşim yerine göre durumuna bakıldığında (Grafik 10); 5 yıl ve üzerinde yaşayan 26 olgudan 10'unda (%38,5) lenf nodu metastazı izlenmezken, 6'sında (%23,1) 1-2 lenf nodu metastazı, 6'sında (%23,1) 3-6 lenf nodu metastazı, 4'ünde (%15,3) 7 ve üzeri lenf nodu metastazı izlenmiş olup, olgulardan 23'ü (%88,5) tübüler tip, 2'si (%7,7) musinöz tip, 1'i (%3,8) taşlı yüzük hücreli tip idi. 5 yıl ve üzerinde yaşayan 26 olgudan 3'ünde (%11,5) tümör antrum yerleşimli, 8'inde (%30,8) tümör korpus yerleşimli, 5'inde (%19,3) tümör fundus yerleşimli, 9'unda (%34,6) tümör kardia yerleşimli ve 1'inde (%3,8) tümör linitis plastika olarak izlendi. 5 yıl altında yaşayan 58 olgudan 3'ünde (%5,2) lenf nodu metastazı izlenmezken, 5'inde (%8,6) 1-2 lenf nodu metastazı, 24'ünde (%41,4) 3-6 lenf nodu metastazı, 26'sında (%44,8) 7 ve üzeri lenf nodu metastazı izlenmiş olup, olgulardan 39'u (%67,2) tübüler tip, 9'u (%15,5) musinöz tip, 10'u (%17,2) taşlı yüzük hücreli tip idi. 5 yıl ve üzeri yaşayan 26 olgudan 20'sinde (%34,5) tümör antrum yerleşimli, 25'inde (%43,1) tümör korpus yerleşimli, 5'inde (%8,6) tümör fundus yerleşimli, 5'inde (%8,6) kardia yerleşimli ve 3'ünde (%5,2) tümör linitis plastika olarak izlendi.

Bu serideki olgularda yaşam süreleri ile lenf nodu metastazı arasında anlamlı ilişki izlendi (Grafik 11) (p=0.001). Yaşam süresi ile klasik histolojik tip arasında anlamlı ilişki izlenmezken (p=0.270), yaşam süresi ile tümör yerleşim yeri arasında anlamlı ilişki olduğu gözlendi (p=0.007).

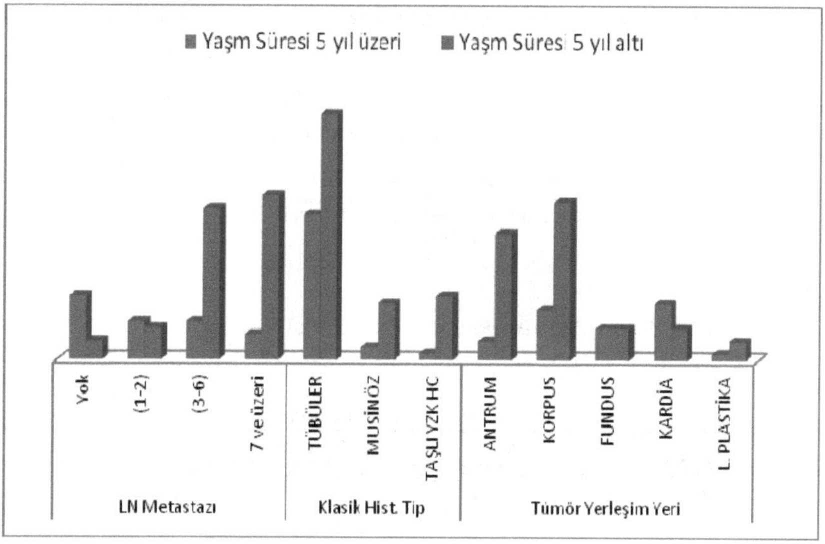

Grafik 10. Yaşam sürelerine göre, lenf nodu metastazı, klasik histolojik tip, tümör yerleşim yeri dağılımı

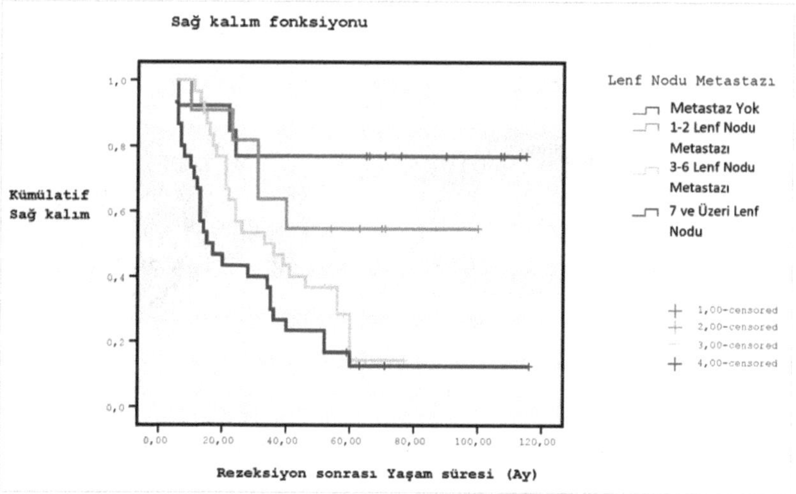

Grafik 11. Sağ kalım fonksiyonu ile lenf nodu metastazı ilişkisi

Olguların yaşam sürelerine göre p21 immunreaktivitesine bakıldığında (Grafik 12) (Tablo 14); 5 yıl ve üzerinde yaşayan 26 olgudan 10'unda (%38,5) %10 ve üzerinde immunreaktivite, 16'sında (%61,5) %10'nun altında immunreaktivite izlendi. 5 yıl altında yaşayan 58 olgudan 37'sinde (%63,8) %10 ve üzerinde immunreaktivite, 21'inde (%36,2) %10'nun altında immunreaktivite izlendi. Bu serideki olgularda yaşam süreleri ile p21 immunreaktivitesi arasında anlamlı ilişki izlenmedi (Grafik 13) (p=0.073).

Tablo: 14: Yaşam sürelerine göre, p21 immunreaktivitesi dağılımı

		p21	
		%10 üzeri	%10 altı
SURVEY	5 yıl üzeri	10(%38,5)	16(%61,5)
	5 yıl altı	37(%63,8)	21(%36,2)

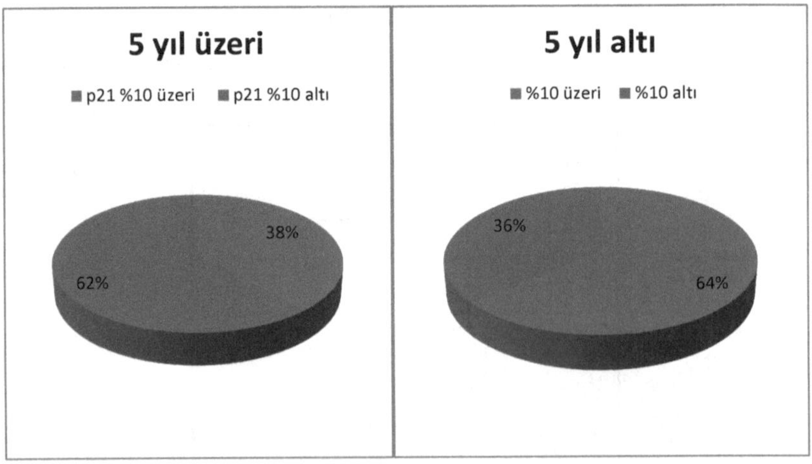

Grafik 12. Yaşam sürelerine göre, p21 immunreaktivitesi dağılımı

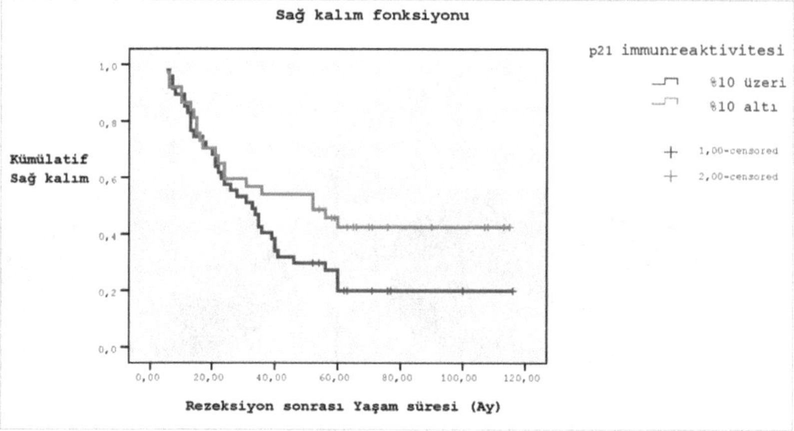

Grafik 13. Sağ kalım fonksiyonu p21 immunreaktivitesi

Olguların yaşam sürelerine göre p16 immunreaktivitesine bakıldığında (Grafik 14) (Tablo 15); 5 yıl ve üzerinde yaşayan 26 olgudan 9'unda (%34,6) %10 ve üzerinde immunreaktivite, 17'sinde (%65,4) %10'nun altında immunreaktivite izlendi. 5 yıl altında yaşayan 58 olgudan 41'inde (%70,7) %10 ve üzerinde immunreaktivite, 17'sinde (%29,3) %10'nun altında immunreaktivite izlendi. Bu serideki olgularda yaşam süreleri ile p16 immunreaktivitesi arasında istatiksel olarak anlamlı ilişki olduğu belirlendi (Grafik 15) (p=0.012).

Tablo 15. Yaşam sürelerine göre, p16 immunreaktivitesi dağılımı

		p16	
		%10 üzeri	%10 altı
SURVEY	5 yıl üzeri	9(%34,6)	17(%65,4)
	5 yıl altı	41(%70,7)	17(%29,3)

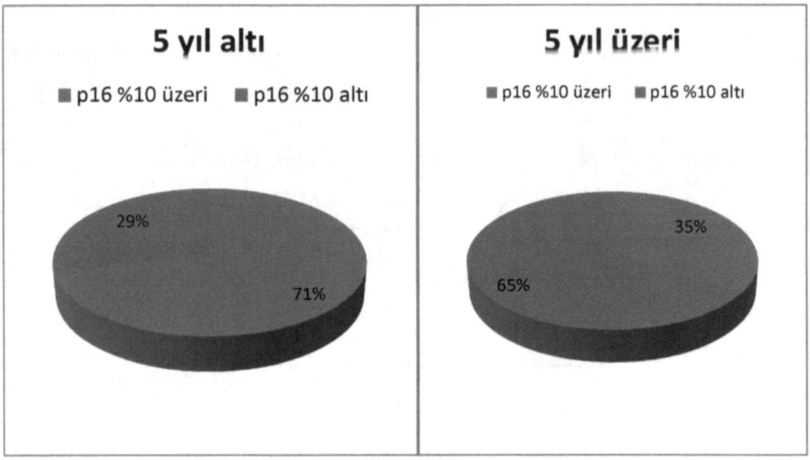

Grafik 14. Yaşam sürelerine göre, p16 immunreaktivitesi dağılımı

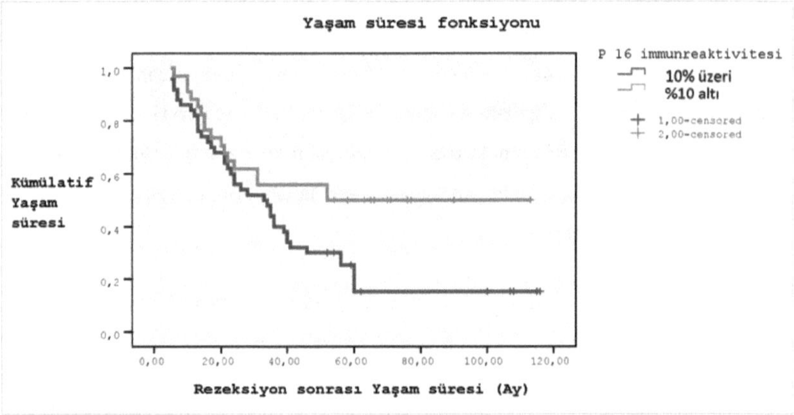

Grafik 15. Sağ kalım fonksiyonu p16 immunreaktivitesi.

5. TARTIŞMA

Mide kanseri dünya çapında görülen dördüncü en sık malignitedir. Yeni tanı alan kanser vakalarının yaklaşık %10'nunu oluşturmaktadır (48). Aynı zamanda morbidite ve mortaliteye sebep olan ikinci en sık kanserdir (48-50). Dünyada en sık Japonya, Latin Amerika, Çin, Finlandiya ve Rusya'da görülür. Son yıllarda Amerika Birleşik Devletleri ve bazı Avrupa ülkelerinde sıklığında azalma görülmektedir (1). Amerika birleşik devletlerindeki insidansı; erkelerde %8,7/100.000 kadınlarda 4.7/100.000 dür (2). Türkiye'de ise Sağlık Bakanlığının 2005 yılında bildirdiği verilere göre mide kanseri insidansı, erkelerde 7.18/100,000 kadınlarda 3.75/100,000 dir. Yine bu çalışmada genel insidans 5,48/100.000 dir (2).

Mide kanserleri erkeklerde daha sık görülür ve erkek kadın oranı yaklaşık 2:1 dir (51). İnsidans yaşla birlikte artmaktadır. En sık 50-70 yaş arasında görülür, 30 yaş altında vakalar oldukça nadirdir (51). Bülent ve ark. 971 vakada yaptıkları araştırmada %66,2 erkek, %33,8 kadın ve ortalama yaşı 56,8 olarak belirtmişlerdir (52). Bu çalışmada literatürle uyumlu olarak; mide kanserli 84 hastadan %70,2'si erkek, %29,8'i kadın idi (oran 2.35:1). Bu hastalar arasında en küçük yaş 32 ve en büyük yaş 86 olup ortalama yaş 58,9 olarak belirlenmiştir.

Olgular, 5 yıllık yaşam sürelerine göre değerlendirildiğinde; 26'sının (% 30,9) 5 yıl ve üzerinde, 58'inin (% 69,1) 5 yıldan az yaşadığı belirlendi. Hastaların yaşına göre yaşam süreleri değerlendirildiğinde; aralarında istatiksel olarak oldukça anlamlı bir ilişki olduğu tespit edildi (p=0.001). Aksine, cinsiyet ile yaşam süreleri arasında anlamlı bir ilişki izlenmedi (p=0.934).

Kardia yerleşimli adenokarsinomların insidansının giderek artmaktadır. Ancak hala en sık antral ve antropilorik lokalizasyonda görüldüğü kabul edilmektedir. Fundus tümörlerinin, histolojik tipten bağımsız olarak daha agresif olduğu ve submukozaya invaze olmaya daha eğilimli olduğu gösterilmiştir. Bu durumun, bu bölgenin anatomik özelliklerinden olabileceği gibi, tümörün tanı konulduğunda daha ileri evrelerde olmasından da kaynaklanabileceği düşünülmektedir (53,54).

Bu çalışmada literatürün aksine olguların çoğu korpusa lokalize idi (%39,3). Daha sonra sırasıyla %27,4'ünde antrum, %16,7'sinde kardia ve %11,9'unda fundus tutulumu izlendi. Linitis plastika sadece %4,8 vakada tespit edildi. Mide distal kısmındaki tümörlerde 5 yıllık yaşam süresi %80 olarak bildiren çalışmalar yanısıra Dupont ve ark. serisinde kardia, fundus ve özofagogastrik bileşkede yerleşmiş tümörlerde yaşam süresinin distal tümörlere göre daha kısa olduğu bildirilmiştir (11,55). Bu çalışmada literatürle uyumlu olarak tümör lokalizasyonu ile yaşam süreleri arasında anlamlı farklılık olduğu tespit edilmişitir (p=0.007). Ancak literatürün aksine korpus tümörlerinin kardia ve gastroözefageal bileşkede yerleşen tümörlerine göre daha kısa sağ kalıma sahip olduğu belirlenmiştir.

Mide tümörlerinin yaklaşık %90-95'ini adenokarsinomlar oluşturur. DSÖ'nün histolojik sınıfmasına göre tübüler adenokarsinomlar en sık görülen varyanttır. Müsinöz adenokarsinomlar ise tümörlerin yaklaşık %10'nunu oluşturur. Taşlı yüzük hücreli varyant ise daha az görülür (56). Martin ve ark. 181 olguluk çalışmalarında vakaların %63,5'i tübüler, %5'i taşlı yüzük hücreli, %10,5'i müsinöz tip olarak belirtilmiştir (57). Bu çalışmada ise olguların %73,8'i tübüler, %13,1'i müsinöz, %13,1'i taşlı yüzük hücreli tip olarak belirlendi. Literatür ile karşılaştırıldığında taşlı yüzük hücreli tipin bizim çalışmamızda nispeten daha fazla olduğu dikkati çekmiştir.

Mide kanserinin histopatolojik sınıflandırılmasında DSÖ'nün yanısıra Laurens sınıflandırması da yaygın olarak kullanılmaktadır. Laurens'in bu konuyla ilgili ilk makalesinde mide kanserlerini intestinal ve diffüz tip olmak üzere iki major gruba ayırmıştır. Laurens'in çalışmasında, İntestinal tipteki tümörlerin diffüz olanlardan daha sık görüldüğü ve daha iyi prognoza sahip olduğu bildirilmiştir (42,58,59). Aynı şekilde Anna ve ark. 200 vakada yaptıkları çalışmada olguların %58'nin Laurens'e göre intestinal tip, %25'nin ise diffüz tip olduğu tespit edilmiştir (60,61). Bu çalışmada literatürün aksine vakaların %44'ü intestinal tip, %56'sı ise diffüz tip olarak belirlendi. Bunun yanı sıra literatürle uyumlu olarak diffüz tipe sahip olguların yaşam sürelerinin daha kısa olduğu tespit edilmiştir (p=0.012).

Mide adenokarsinomları klasik DSÖ sınıflamasına göre histolojik olarak iyi, orta, az differansiye ve andiferansiye olmak üzere dört gruba ayrılır. Tümörün differansiyasyon derecesi gland yapılarını taklit edebilme derecesi ile orantılıdır. İyi differansiye tümörler genellikle gland yapıları içerir. Orta dercede differansiye tümörlerde irregüler glandlar ve kribriform yapılar bulunur. Az diferansiye tümörler, çok az gland benzeri yapı oluştursa da, daha fazla oranda kordonlar ve tek hücre infiltrasyonları meydana getirir. Diferansiyasyon kötüleştikçe atipik mitoz oranı artmaktadır (5,62). İyi diferansiye karsinomların 5 yıllık yaşam süresi kötü diferansiye olanlardan daha yüksektir (59).

Yapılan birçok çalışmada diferansiyasyon derecesi; prognoz, tümör invazyonu ve lenf nodu metastazı ile ilşkili bulunmuştur (59,63). Sheikh ve ark. 84 mide kanserli hastada yaptıkları çalışmada %29,7 vaka iyi diferansiye, %47,6 vaka orta dercede diferansiye, %22,6 vaka ise az diferansiye olarak tespit edilmiştir (64). Martin ve ark. 181 vakada yaptıkları çalışmada %17,7 vaka iyi diferansiye, %29,8 vaka orta diferansiye, %52,5 vaka ise kötü diferansiye olarak belirtilmiştir (57).

Bizim çalışmamızda 84 vakadan 7 vaka (%8,3) iyi diferansiye (grade 1), 33 vaka (%39,3) orta derece diferansiye (grade 2), and 44 vaka (%52,4) az diferansiye (grade 3) idi. Bu değerler literatür ile karşılaştırıldığında nispeten paralellik göstermektedir. Olguların diferansiyasyonlarına göre yaşam süreleri karşılaştırıldığında aralarında istatistiksel olarak anlamlı ilişki olduğu tespit edilmiştir (p=0.002). Grade arttıkça yaşam sürelerinin azaldığı görülmüştür.

Klasik histolojik grade yanı sıra son yıllarda tanımlanan Goseki grade sistemi DSÖ ve Laurens'in histopatolojik sınıflamaları ile yakın ilişki göstermektedir (28). Bunun yanı sıra yapılan bazı çalışmalarda klasik TNM evrelemesiyle birlikte Goseki grade sisteminin de prognostik önemi gösterilmiştir (57,65). Guglielmi ve ark. 89 vakada yaptıkları çalışmada Goseki grade sisteminin Lauren's sınıflaması ile güçlü korelasyon gösterdiği fakat Goseki grade sisteminin yaşam süresini etkilemediğini belirtmişlerdir (62,66). Bizim çalışmamızda Goseki grade sistemine göre 29 vaka (%34,6) Grade 1, 6 vaka (%7,1) Grade 2, 41 vaka (%48,8) Grade 3, 8 vaka (%9,5) Grade 4 idi.

Olguların Goseki derecesine göre yaşam süreleri karşılaştırıldığında aralarında istatiksel olarak anlamlı ilişki olduğu tespit edilmiştir (p=0.007). Ayrıca Goseki grade ile TNM evresi arasında anlamlı bir ilişki tespit edilmemiştir (p=0.781).

Yasuda ve ark. 118 vakada yaptıkları çalışmada tümör çapı ve invazyon derinliğinin lenf nodu metastazı ile korelasyon gösterdiğini belirtmişler ve erken evre mide kanserinde submukozal invazyon derinliğinin lenf nodu metastazı oranı ile ilişkili olduğunu tespit etmişlerdir (67). Benzer çalışmalarda seroza invazyonu ve lenf nodu mestazının bağımsız prognostik parametreler olduğu bildirilmiştir (68,69). Bizim çalışmamızda tümörün invazyon derinliğine göre yapılan değerlendirmelerde 3 vaka (%3,5) mukozada sınırlı, 13 vaka (%15,5) muskularis propriaya invaze, 68 vaka (%81) serozaya invaze idi. Bu değerler literatür ile karşılaştırıldığında olgularımızda lteratürün aksine serozaya invaze vakaların daha fazla olduğu ve erken evrelerde çok daha az vakanın yakalanabildiği dikkati çekmiştir. Olguların invazyon derinliğine göre yaşam süreleri değerlendirildiğinde aralarında istatiksel olarak anlamlı ilişki olduğu tespit edilmiştir (p=0.040). Literatürle uyumlu olarak tümörün invazyon derinliği arttıkça yaşam süresinin azaldığı dikkat çekmiştir.

Li ve ark. 4709 vakada yaptıkları çalışmada taşlı yüzük hücreli karsinomların diğerlerine göre daha fazla lenf nodu metastazı ve invazyon eğilimi gösterdiğini belirtmişlerdir (70). Caigang ve ark. 392 vakada yaptıkları çalışmada metastatik lenf nodunun bağımsız prognostik belirleyici olduğunu göstermişlerdir (71). Benzer şekilde Wei ve ark. 980 vakada yaptıkları çalışmada %31,2 vaka N0, %19,7 vaka N1, %22,9 vaka N2 ve %26,2 vaka N3 olarak izlenmiştir. Çalışmada %12 vakada lenfovasküler invazyon izlenirken %88 vakada izlenmemiştir ve lenf nodu metastazı ile prognoz arasında oldukça anlamlı bir korelasyon olduğu tespit edilmiştir (72). Sung ve ark. 409 vakada yaptıkları çalışmada ise %63 vaka N0, %12,7 vaka N1, %9,7 vaka N2 ve %14,3 vaka N3 olarak tespit edilmiş ve lenf nodu tutulumunun önemli bir prognostik gösterge olduğu ifade edilmiştir (69). Bu çalışmada lenf nodu değerlendirilmesinde 71 vakada (%84,5) lenf nodu metastazı pozitif idi. Olguların 11 tanesi (%13,2) N1, 30 tanesi (%35,7) N2, 30 tanesi (%35,7) N3 ve 13 tanesi (%15,5) N0 olarak izlendi. Literatürle uyumlu olarak lenf nodu metastazı ile yaşam süreleri arasında istatiksel olarak anlamlı ilişki olduğu tespit edildi (p=0.001). Buna ilave olarak tümörün invazyon derinliği ile lenf nodu metastazı arasında oldukça anlamlı ilişki tespit edilmiştir (p=0.001). İnvazyon derinliği arttıkça lenf nodu metastazı da artmaktadır.

Diğer malign neoplazilerde olduğu gibi evre, tümörün invazyon derinliği, lenf nodu tutulumu ve uzak metastaz gibi bağımsız prognoz kriteri olarak kabul edilen faktörlerin bir arada değerlendirilmesiyle belirlendiğinden, hastalığın prognozunu tahmin etmede en etkili ve en yaygın kullanılan parametrelerden biridir (73-76). Wei ve ark. 980 vakada yaptıkları çalışmada %7 vaka evre I A, %6 vaka evre I B, %8 vaka evre II A, %18 vaka evre II B, %12 vaka evre III A, %19 vaka evre III B, %18 vaka evre III

C ve %12 vaka evre IV olarak tespit edilmiştir (72). TNM evresi ile prognoz arasında oldukça önemli korelasyon olduğunu ifade etmişlerdir. Bu çalışmada olguların TNM evresi değerlendirildiğinde 3 (%3,6) vaka evre IA, 7 (%8,3) vaka evre IB, 6 (%7,1) vaka evre IIA, 12 (14,3%) vaka evre IIB, 29 (%34,5) vaka evre IIIA, 27 (%32,1) vaka evre IIIB olarak izlendi. Literatürün aksine bizim serimizdeki olguların daha ileri evre olduğu belirlendi. Yaşam süreleri ile TNM evresi kıyaslandığında istatiksel olarak oldukça anlamlı korelasyon olduğu görüldü. (p=0.001).

Yukarıda bahsettiğimiz klasik prognostik parametreler yanı sıra daha objektif ve kolay uygulanabilir prognostik faktörler üzerinde çalışmalar yapılmaktadır. Son yıllarda, özellikle hücre siklus belirleyicileri olarak da bilinen p16 ve p21 ekspresyonlarının mide karsinomlarının prognozu ile olan ilişkileri araştırılmaya değer görülmüştür. Bu çalışmada, p16 ve p21 genlerinin ekspresyonunu araştırmak için etkili bir yöntem olan immünohistokimya kullanılmıştır (77,78).

P16 geni, kromozom 9p21'de bulunan bir tümör baskılayıcı proteindir. Siklin D1/CDK4 ve CDK6 kompleksinin fonksiyonu inhibe eder ve p53'den bağımsız olarak pRb fosforilasyon yoluyla G1 basamağını durdurur (79). Bu nedenle p16 kaybı ve pRb ekspresyonu veya cyclin D1 ve CDK4/6 aşırı ekspresyonu hücre çoğalmasını uyarır. Mide karsinomlarının çoğunda bunlardan birinin anormalliği izlenir (80). P16 ekspresyon kaybı çoğu zaman p16INK4A promotör bölgesinin hipermetilasyonu nedeniyledir (36,81,82). Jing ve ark. 119 mide kanserli vakada yaptıkları çalışmada p16 gen hipermetilasyonunun tümör diferansiyasyonu, lenf nodu metastazı ve yaşam süresi ile ilişkili olduğunu belirtmişlerdir (83).

Nahye ve ark. 76 mide kanserli vakada immunohistokimyasal teknik kullanarak yaptıkları çalışmada Rb ekspresyonunda artış olduğunu, p16, p27, cyclin D1, cyclin E, ve cdk4 ün ekspresyonunda azalma olduğunu tespit etmişlerdir. p16 ve p27 kaybının mide kanseri gelişmi ile yakından ilşkili olduğunu belirtmişlerdir (84).

Zhao ve arkadaşların 40 vakada yaptıkları çalışmada p16 gen delesyonunun tümör diferansiyasyon derecesi ve mide kanseri metastazı ile ilşkili bulunmuştur (85). Bizim çalışmamızda ise p16 ekspresyonu ile tümör diferansiyasyonu ve histolojik tümör tipi arasında anlamlı bir korelasyon bulunamamıştır (sırasıyla p=0.594, p=0.269). Ancak lenf nodu metastazı ile p16 ekspresyonu arasında oldukça anlamlı ilişki olduğu görülmüştür (p=0.017).

Bizim verilerimizle uyumlu olarak Xiu ve ark. 122 olguda yaptıkları çalışma da p16 ekspresyon kaybının lenf nodu metastazı ile anlamlı ilişkiye sahip olduğu belirtilmiştir (86). Bu çalışmanın aksine p16 ekspresyon kaybının histolojik alt tip ile anlamlı ilişkisi olduğunu tespit etmişlerdir. Yine bizim çalışmamızla benzer olarak invazyon derinliği ile p16 ekspresyonu arasında anlamlı ilişki olmadığını belirtmişlerdir (86). Honda ve ark. 274 olguda yaptıkları çalışmada p16 ekspresyon kaybının histolojik diferansiyasyon ile ilişkili olmadığını fakat lenf nodu negatif gastrik karsinomlarda daha sık görüldüğünü belirtmişlerdir (87).

Gao ve ark. flow sitometri yöntemi ile 51 vakada yaptıkları çalışmada p16 ekspresyon kaybı ile diferansiyasyon arasında korelasyon bulmuşlardır. Fakat yaş ve cinsiyet gibi diğer faktörler ile bir ilişki izlememişlerdir (88). Masaki ve ark. 80 gastrik kanserli olguda yaptıkları çalışmada p16 ekspresyon kaybı ile az diferansiye tümörler arasında anlamlı ilişki bulunmuş fakat prognoz ile bir ilişkisi bulunamamıştır (89).

Ma ve ark. 65 mide kanserli hastada yaptıkları çalışmada p16 ekspresyonunun kanserli mukozada normal mukozaya göre çok düşük olduğu ve p16 ekspresyon kaybı olan hastaların daha kısa yaşadığını, yaşam süresi ile ilişkili olduğunun belirtmişler, ayrıca p16 ekspresyonu ile lenf nodu metastazı ve tümör diferansiyasyonu arasında korelasyon bulunmuştur. Fakat yaş, cinsiyet, tümör çapı ve invazyon derinliği ile p16 ekspresyonu arasında ilişki bulnunamamıştır (90). Bu çalışmada literatürle uyumlu olarak p16 ekspresyonu ile yaşam süresi ve lenf nodu mestazı arasında oldukça anlamlı korelasyon olduğu görüldü. Yine literatürle uyumlu olarak yaş cinsiyet tümör çapı ve invazyon derinliği ile p16 ekspresyonu arasında anlamlı ilişki olmadığı tespit edildi.

Çoğu literatürün aksine Koriyama ve ark. 171 vakada yaptıkları çalışmada p16 ekspresyon kaybı ile TNM, yaş veya prognoz ile ilşkisi bulunamamıştır (91).

Maria ve ark. 482 mide kanserli hastada p16, p21, p27, Cyclin D1, Cyclin A, Cyclin B1 ile yaş, cinsiyet, tümör yerleşimi, lenf nodu tutulumu ve prognoz ilişkisini araştırmışlar ve sadece Cyclin B1 ile prognoz ilişkisi görülmüş diğerleri ile anlamlı ilişki tespit edilmemiştir (92).

Bizim çalışmamızda immunohistokimyasal teknik kullanılarak 84 mide kanserli olguda çalışılan p16 ile 50 vakada (%59,5) %10 ve üzerinde nükleer immunreaktivite, 34 vakada (%40,5) ise %10'nun altında nükleer imunreaktivite izlenmiştir. p16 ekspresyonunun yaş, cinsiyet, lokalizasyon, DSÖ histolojik tip, Lauren's sınıflaması, DSÖ diferansiyasyon dercesi, Goseki grade, invazyon derinliği, lenf nodu metastazı, lenfovasküler invazyon ve TNM evresi ile anlamlı ilişkisinin olmadığı fakat yaşam süresi ve lenf nodu metastazı ile anlamlı ilşkisinin olduğu tespit edilmiştir. (sırasıyla p=0,012, p=0,017).

P16 proteini yanı sıra p21'in mide kanserindeki rolü de son yıllarda araştırma konusu olmuştur. WAF1/CIP1 geni olarak kodlanan p21 proteini, CDKIs ailesinin çok önemli bir üyesidir. P21 proteini 6. kromozomoun kısa kolu üzerinde yerleşmiştir. P21 proteinin sadece CDKs fonksiyonunu inhibe etmez, aynı zamanda PCNA, bcl-2 ve c-myc ile etkileşime girerek DNA replikasyonu ve hücre siklusunun ilerlemesini de inhibe eder. Bu nedenle p21 hücre siklusunun düzenlenmesinde merkezi bir rol oynamaktadır. P21'in hücre siklusuna olan etkisi p53 proteini ile yakından ilişkilidir. Hücrelerin DNA'sı hasar gördüğünde, p53 proteini siklin-cdk kompleksinin fosforilasyonunun inhibitörü olan ve hücre döngüsünün ilerlemesini G1 basamağını durdurarak düzenleyen p21(Waf1/Cip1/Sdi1) ekspresyonunu indükler (93). Böylece p21 proteini eksprese eden p53 proteini ile hücreler ya apopitoz geçirir ya da DNA'larını tamir ederler. Kanser hücreleri, mutasyona uğramış p53 proteinini aşırı ifade edebilir ve p21 proteini ifade etmek mümkün olmayabilir. Bu da kanser hücresinin apopitoza gitmemesine ve devamlı bölünmesine neden olur. P21 ekpresyonunda azalmanın birçok kanserde kötü prognoz ile ilişkili olduğu beliritilmiştir (41,94,95).

P21 gen mutasyonları prostat kanserlerinde gösterilmiştir, yine anormal p21 ekspresyonunun beyin ve kolon tümörleriylede ilişkili olduğu ifade edilmiştir (38,39). Bu proteinin mide kanserlerindeki rolü birçok çalışmada araştırılmıştır. Bunların bir kısmında p21, komşu doku ve normal mukozaya göre tümöral alanlarda daha fazla eksprese olduğu gösterilmiştir. Yine bazı çalışmalarda p21 ekspresyonu mide kanserinde tümör çapı, diferansiyasyon, invazyon ve metastaz ile ilişkili bulunmuştur. (40,41).

Czerniak ve ark. yaptıkları çalışmada kanserli olmayan normal hastalarla karşılaştırıldığında erken mide karsinomunun tüm tiplerinde ve mide kanserine eşlik eden metaplastik ve displastik mukozal değişim gösteren alanlarda p21 ekspresyonunun arttığı izlenmiş ve p21 aşırı ekspresyonunun mide kanseri için erken bir belirteç olabileceği öne sürülmüştür (96). Bununla birlikte Sirak ve ark. mide kanserli hastalarda p16 ve p21 ekspresyonunun preopreratif kemoradyoterapi üzerine etkisini araştırmış ve belirgin bir ilişki olmadığını tespit etmişlerdir (97).

Masahide ve arkadaşları 158 mide kanserli vaka yaptıkları araştırmada p21 ekspresyonu, p53 ekspresyonu, tümör çapı, lenf nodu metastazının bağımsız prognostik belirteçler olduğunu belirtmişlerdir (98). Aksine Gomyo ve ark. 93 mide kanserli olguda yaptıkları çalışmada p53 ile prognoz arasında bir korelasyon bulunmazken, p21 ekpresyonu ile prognoz arasında anlamlı ilişki olduğunu belirtmişlerdir (99). Bu çalışmada ise p21 ekspresyonu ile yaşam süresi arasında istatiksel olarak anlamlı bir ilişki bulunamamıştır (p=0.073).

M ogawa ve ark. 172 mide kanserli hastada yaptıkları çalışmada p21 ekspresyon kaybı ile diferansiyasyon, metastaz, invazyon derinliği, lenfovasküler invazyon ve TNM evresi arasında anlamlı ilişki olduğunu belirtmişlerdir (100). Bu çalışmada literatürle uyumlu olarak p21 ekspresyonundaki kaybının TNM evresi, invazyon derinliği ve lenf nodu metastazı ile yakından ilişkili olduğu tespit edildi.

S. J. Jang ve ark. 84 mide kanserli hastada yaptıkları çalışmada p21 ekspresyon kaybının Lauren's sınıflaması, rekürrens ve yaşam süresi ile ilişkili olduğu belirtmişlerdir (101). Young ve ark. 102 mide kanserli hastada yaptıkları çalışmada p53 ve p21'in prognostik önemini araştırmışlar ve p21 ekspresyon kaybı ile TNM evresi, lenf nodu metastazı ve yaşam süresi ile anlamlı ilişkisi olduğunu belirtmişlerdir (46). Juan ve ark. 189 mide kanserli hastada yaptıkları benzer bir çalışmada p21 ekspresyonunun yaş ve Borrmann sınıflamasıyla bir ilişkisi bulunmazken, tümör çapı, tümör diferansiyasyon derecesi, lenf nodu metastazı, Lauren's sınıflaması, invazyon derinliği ve prognoz ile belirgin anlamlı korelasyon gösterdiğini belirtmişlerdir (40). Bizim çalışmamızda ise p21 ekspresyonu ile tümör çapı, histolojik diferansiyasyon, Lauren's sınıflaması ve DSÖ histolojik sınıflaması ile anlamlı ilişki izlenmemiştir, ancak TNM evresi ile p21 ekspresyonu arasında anlamlı korelasyon mevcuttur (p=0.006).

Eliseo ve ark. 47 mide kanserli hastada yaptıkları çalışmada p16 ekspresyonunun hiçbir klinkopatolojik parametre ile ilişkisi bulunmamış ve p21 ekspresyonunun tümör diferansiyasyon dercecesi ile anlamlı ilişkisi olduğu belirtilmiştir (35).

X P liu ve ark. 140 mide kanserli vakada yaptıkları çalışmada TNM evresi, lenf nodu metastazı ve p27'nin bağımsız prognostik belirteçler olduğunu fakat p21 ekspresyonu ile prognoz arasında ilişki olmadığını belirtmişlerdir (102). Bizim çalışmamızda da p21 ekspresyonu ile yaşam süresi arasında korelasyon tespit edilememiştir.

Se jin ve ark. 84 mide kanserli hastada yaptıkları çalışmada p21 ekspresyon kaybı ile yaş, cinsiyet, TNM evresi ve lenf nodu metastazı arasında bir korelasyon bulmazken, p21 ekspresyon kaybı ile prognoz arasında ilişki olduğunu belirtmişlerdir (103). Che ve ark. 256 mide kanserli vakada yaptıkları çalışmada p53 negatif hastalarda p21 ekspresyonunun prognoz ile anlamlı ilişkisi olduğunu ve bağımsız prognostik parametre olarak p53 negatif hastalarda kullanlabileceğini belirtmişlerdir (39). Bizim çalışmamızda immunohistokimyasal teknik kullanılarak 84 mide kanserli olguda çalışılan p21 ile 47 vaka (%55,9) %10 ve üzerinde nükleer immunreaktivite, 37 vaka (%44,1) %10'nun altında nükleer immunreaktivite izlendi. Literatür ile uyumlu olarak p21 ekspresyonunun yaş, cinsiyet, lokalizasyon, DSÖ histolojik tip, Lauren's sınıflaması, DSÖ diferansiyasyon derecesi, Goseki grade, lenfovasküler invazyon ile anlamlı ilişkisinin olmadığı fakat TNM evresi, lenf nodu metastazı, invazyon derinliği (pT) ile anlamlı ilişkisi olduğu tespit edildi (sırasıyla p=0,006, p=0,013, p=0,003). Literatürün aksine p21 ekspresyonu ile yaşam süresi arasında anlamlı ilişki tespit edilmemiştir (p=0.073).

6. SONUÇLAR ve ÖNERİLER

- Bu çalışmaya Mart 2003 – Hazıran 2008 tarıhleri arasındaki 5 yıllık sürede Atatürk Üniversitesi Tıp Fakültesi Patoloji Anabilim Dalında Mide Adenokarsinomu tanısı almış mide rezeksiyonu yapılmış 84 olgu dahil edildi.

- Olguların yaşları 32 ile 86 arasında değişmekte olup ortalama yaş 58,9 olarak belirlenmiştir.

- Olguların 59'u (% 70,2) erkek, 25'i (% 29,8) ise kadın olup, değerler literatür ile uyumludur.

- Olguların 14 tanesi (%16,7) kardia yerleşimli, 23 tanesi (%27,4) antrum yerleşimli, 10 tanesi (%11,9) fundus yerleşimli ve 33 tanesi (%39,3) korpus yerleşimli idi. Literatürün aksine korpus yerleşimli vakaların daha fazla olduğu ve literatürle uyumlu olmadığı dikkati çekmiştir.

- Yaş ile 5 yıllık yaşam süreleri arasında istatistiksel olarak anlamlı sonuçlar elde edilirken, tümör çapı, cinsiyet, DSÖ histolojik tip ve Borrmann sınıflaması ile yaşam süreleri arasında anlamlı ilişki belirlenememiştir.

- Tümörün histolojik tipinin DSÖ 2010 sınıflamasına göre tübüler tip 62 vaka (%73,8), müsinöz tip 11 vaka (%13,1), taşlı yüzük hücreli tip 11 vaka (%13,1) idi. Bu değerler literatür ile karşılaştırıldığında taşlı yüzük hücreli tipin nispeten daha fazla olduğu dikkati çekmiştir.

- Olguların histolojik grade'leri DSÖ göre 84 vakadan 7 vaka (%8,3) iyi diferansiye (grade 1), 33 vaka (%39,3) orta derece diferansiye (grade 2), ve 44 vaka (%52,4) az diferansiye (grade 3) idi. Bu değerler literatür ile karşılaştırıldığında literatür ile nispeten paralellik göstermektedir.

- Olguların Goseki grade sistemine göre değerlendirilmesinde 29 vaka (%34,6) Grade 1, 6 vaka (%7,1) Grade 2, 41 vaka (%48,8) Grade 3, 8 vaka (%9,5) Grade 4 idi. Bu değerler literatür ile karşılaştırıldığında literatür ile uyumlu olmadığı olguların daha çok Grade1 ve Grade 3 olduğu, musinöz komponentin oldukça az görüldüğü dikkati çekti.

- Histolojik tip ile Goseki grade arasında istatistiksel olarak oldukça anlamlı ilişki olduğu belirlenirken, DSÖ histolojik tip ile tümör invazyonu, TNM evresi ve histolojik grade arasında anlamlı ilişki izlenmemiştir.

- Çalışmaya dahil ettiğimiz 84 olgunun %30,9'unun 5 yıl ve üzeri, %69,1'inin ise 5 yıldan az yaşadığı belirlenmiştir.

- Histolojik grade ve invazyon derinliği ile yaşam süreleri karşılaştırıldığında aralarında belirgin ilişkili bulunmuştur. Histolojik grade ve invazyon derinliği arttıkça yaşam süreleri azalmaktadır.

- Lenf nodu metastazı, vasküler invazyon ve TNM evresi ile yaşam süreleri arasında anlamlı ilişki olduğu görülmüştür. Bunlar arasında yaşam sürelerini en çok etkileyen parametreler TNM evresi ve lenf nodu metastazıdır.

- Lauren's sınıflamasına göre 37 vaka (%44) intestinal tip, 47 vaka (%56) diffüz tip idi. Bu değerler literatür ile karşılaştırıldığında literatür ile paralellik göstermediği ve diffüz tipin daha fazla olduğu dikkati çekmiştir.

- Tümörün Lauren's sınıflaması ve Goseki grade göre yaşam süreleri arasında istatistiksel olarak anlamlı ilişki olduğu belirlenmiştir. Lauren diffüz tip olguların yaşam süresi daha kısa olmaktadır.

- Çalışmamızda p16 ekspresyonu ile yaşam süresi ve lenf nodu metastazı arasında anlamlı ilişki bulunmuştur. Diğer klinikopatolojik parametreler ile anlamlı ilişki saptanmamıştır.

- Çalışmamızda p21 ekspresyonu ile TNM evresi, lenf nodu metastazı ve invazyon derinliği arasında anlamlı ilişki bulunmuştur. Diğer klinikopatolojik parametreler ile anlamlı ilişki saptanmamıştır.

Sonuç olarak mide kanseri tüm dünyada olduğu gibi bölgemizde de hala önemli morbidite ve mortalite sebebidir. Küratif cerrahi tedavi ve kemoterapiye rağmen prognozu oldukça kötüdür. TNM evreleme sistemi hala en önemli prognostik parametrelerin başında gelmekle birlikte yeni prognostik parametrelerle ilgili çalışmalar devam etmektedir. Bu çalışmada hücre siklus belirleyicilerinden olan p16 ve p21 ekspresyon durumunun klasik prognostik parametreler ve yaşam süreleri ile olan ilişkisi araştırılmıştır. Literatürde genellikle p21 ekspresyonunda azalma ve p16 ekspresyonunda artma görülen olgularda prognozun daha kötü olduğu kabul edilmektedir. Bu çalışmada genellikle literatürle uyumlu sonuçlar bulunmuştur. Ancak p21 ekspresyonunda artma ve p16 ekspresyonunda azalma olan hastalar arasında da kötü prognoz gösterenler olduğu tespit edilmiştir. Buna benzer karşıt sonuçlar bazı diğer çalışmalarda da izlenmektedir. Dolayısıyla tümör gelişimi, prognozu ve diğer klinikopatolojik parametreleri tek bir tümör süpresör gen değişimi ile açıklamak oldukça zordur. Tümör süpresör gen değişimlerinide içerebilen farklı genetik ve epigenetik değişikliler bu süreçte değerlendirilmelidir. Sonuç olarak p16 ve p21 ekspresyonu mide kanserinin klinikopatolojik açıdan davranışını öngörmek için yardımcı olablir. Bu parametrelerin prognoza etkisini daha doğru bir şekilde değerlendirebilmek için, daha geniş olgu sayısını içeren retrospektif çalışmalar yanısıra, prospektif klinik çalışmaların da yapılması gerekmektedir.

KAYNAKLAR

1- Stadtlander CT, Waderbor JW. Molecular epidemiology, pathogenesis and prevention of gastric cancer. Carcinogenesis 1999; 20: 2195-2208

2- Yalcin S, Nutrition and gastric cancer in Turkey. Nutr Cancer 2009; 61(6): 900-902.

3- Barry JM, Helen MW, The relation of Helicobacter pylori to gastric adenocarcinoma and lymphoma: pathophysiology, epidemiology, screening, clinical presentation, treatment, and prevention. Med Clin N Am 2005; 89: 313–344.

4- Gamze MK ve ark. Temel patoloji, İstanbul, Güneş Tıp Kitapevi, Birinci Baskı, 2007: 422

5- Stacey EM, Sternberg's Diagnostic Surgical Pathology, Philadelphia Wolters Kluver Lippincott Williams Wilkins, Fifth Edition, Volume two, 2010: 1297-1301

6- Thomas WS, Langman's Medical Embryology, Çeviri: A Can Başaklar, Langman Medikal Embriyoloji, Ankara: Palme Yayıncılık, 2010: 213-218

7- Borley N. Stomch In Standring S(ed). Gray's anatomy, The Anatomical Basis of Clinical Practice. Spain: Elsevier, 2008: 502-536

8- Korkut B, Mide karsinomlarında COX-2 ekspresyonunun immınohistokimyasal yöntemle araştırılması, Süleyman Demirel Üniversitesi Tıp Fakültesi Patoloji Anabilimdalı, Uzmanlık Tezi, Isparta, 2008

9- L Carlos J, Lose C, Robert OK, Basic Histology, Çeviri Yener A, Temel Histoloji, İstanbul: Barış Kitapçılık, 1998: 282-288

10- Vinay K, Abul KA, Nelson F, Richard NM, Basic Pathology, Çeviri: Uğur Ç, Robins Temel Patoloji, İstanbul, Nobel Tıp Kitapevi, 2008: 598-600

11- Juan R, Rosai and Ackerman's Surgical Pathology, New York, Elsevier, 10th Edition, Volume one, 2011: 627-635

12- Hamdullah T, Mide kanserli hastalarda periferik kanda telomeraz mRNA ekspresyonunun Real Time PCR kullanılarak belirlenmesi ve klinikopatolojik ilişkisinin saptanması, Atatürk Üniveristesi Tıp Fakültesi Biyokimya Anabilimdalı, Uzamnlık Tezi, Erzurum, 2008

13- C. Fenoglio P et al. Gastric carcinoma, Stanley RH, Lauri AA, Pathology and Genetics of Tumours of the Digestive System, Lyon, IARC Press, 2000: 39-52

14- Yalçın B, Zengin N, Aydın F, İlhan M, Işıkdoğan A, Demir G ve ark. The clinical and pathological features of patients with gastric cancer in Turkey: A Turkish Oncology Group Study, Turkish Journal of Cancer, 2006; 36(3): 108-115

15- David KN, Melinda MG, Age, poverty, acculturation, and gastric Cancer, Surgery, 2013; 154: 444-452

16- Mehmet A, Mide Kanseri, Mide Kanseri Taramaları ve Mide Kanserinden Korunma, Ankara Medical Journal, 2012; 12(4): 195-198

17- J R Siewert, H. Hofler, U. Fink et al. Gastric Cancer, Current Problems in Surgery, 1997; 34: 847-873

18- Mary BT, Mia MG, Marilie DG, The Epidemiology of Gastric Cancer, Seminars in Radiation Oncology, 2002; 12(2): 111-127

19- American Cancer Society, Stomach cancer detailed guide, Atlanta, American Cancer Society, 2012.

20- Correa P, Human gastric carsinogenesis: a multistep and multifactorial process. First American Cancer Society Award Lecture on Cancer Epidemiology and Prevention, Cancer Res. 1992; 52: 6735-6740.

21- Gökhan Z, Mide kanserinde değişen evereleme sisteminin sağ kalım trendi üzerine etkisi, Bursa Şevket Yılmaz Eğitim ve Araştırma Hastanesi Genel Cerrahi Kliniği, Uzmanlık tezi, Bursa 2012

22- R J Schlemper, R H Riddell, Y Kato, et al. The Vienna Classification of gastrointestinal epithelial neoplasia, Gut 2000; 47: 251-255

23- Rugge M, Correa P, Dixon MF et al, Gastric dysplsia: The Padova International Classification, Am J Surg Pathol. 2000; 24(2): 167-76

24- N Goseki, T Takizawa, M Koike, Differences in the mode of the extension of gastric cancer classified by histological type: new histological classification of gastric arcinoma, Gut, 1992; 33: 606-612

25- MW Saif, N. Makrilia, A. Zalonis et al. Gastric cancer in the elderly: An overview, EJSO, 2010; 36: 709-717

26- Tomonori A, Noiro S, Seigo K, Lymph Node Metastasis of Gastric Cancer, Cancers, 2011; 3; 2141-2159

27- Liu L, Wang ZW, Ji J et al. A cohort study and meta-analysis between histopathological classification and prognosis of gastric carcinoma, Anticancer Agents Med Chem. 2013; 13(2): 227-234.

28- Dixon MF, Martin IG, Sue-Ling HM et al. Goseki grading in gastric cancer: comparison with existing systems of grading and its reproducibility, Histopathology. 1994; 25(4): 309-316

29- Fatih S, Deniz T, Evin B, Süheyla S, Perineural Invasion Independent Prognostic Factors in Patients with Gastric Cancer Undergoing Curative Resection, Asian Pacific J Cancer Prev, 2012; 13: 3149-3152

30- Ahmet B, Mesut Ş, Bala BÖU, Lenf nodu negatif mide kanserli hastalarda sağkalım üzerine etkili prognostik faktörlerin değerlendirilmesi: Üç merkez deneyimi, Türk Onkoloji Dergisi 2010; 25(4): 135-142

31- Akira T, Tsufomu W, Kiyofaka O, Perineural Invasion as a Predictor of Recurrence of Gastric Cancer, CANCER, 1994; 73(3): 552-555

32- Sung JK, Evaluation of the 7th UICC TNM Staging System of Gastric Cancer, J Gastric Cancer 2011; 11(2):78-85

33- Hitoshi K, Kimio Y, Keiichi M, Evaluation of the New International Union Against Cancer TNM Staging for Gastric Carcinoma, CANCER, 2000; 88(8): 1796-1800

34- Vinay K, Abul KA, Nelson F, Richard NM, Basic Pathology, Çeviri: Uğur Ç, Robins Temel Patoloji, İstanbul, Nobel Tıp Kitapevi, 2008: 190-191

35- Eliseo M, Paraskevi V, Ang S et al. Immunohistochemical Analysis of pRb2/p130,VEGF, EZH2, p53, p16INK4A, p27KIP1, p21WAF1 Ki-67 Expression Patterns in Gastric Cancer, Journal Of Cellular Physıology, 2007; 210: 183–191

36- Ficorella C, Cannita K, Ricevuto E et al. P16 hypermethylation contributes to the characterization of gene inactivation profiles in primary gastric cancer, Oncol Rep. 2003; 10(1): 169-173

37- Michael VV, Frank F, Sheila O et al. Expression of ras Oncogene p21 in Prostate Cancer, N Engl J Med 1986; 314: 133-137

38- Young EP, Kyung CC, Young HC, p21 Ekspression and mutation in gastirc carcinoma: analysis by immunohistochemistry and PCR-SSCP, J Korean Med Sci,1998; 13: 507-512

39- Che X, Shuichi H, Shoji N et al.p21 expression is a prognostic factor in patients with p53 negative gastric cancer, Cancer Letters 2000; 148: 181-188

40- Juan XW, Yong NZ, ShaoJing Z et al. Correlations of P21 activated kinase 1 expression to clinicopathological features of gastric carcinoma and patients prognosis, Chinese Journal of Cancer, 2010; 29(7): 649-654

41- Armando GD, Stefan S, Edgardo RG et al. Prognostic significance of p21WAF1/CIP1, p27, Kip1, p53 and E-cadherin expression in gastric cancer, J Clin Pathol 2007; 60: 756-761

42- Lauren P, The two histological main types of gastric carcinoma: diffuse and so-called intestinal-type carcinoma. An attempt at a histo-clinical classification. Acta Pathol Microbiol Scand 1965; 64: 31–49

43- Uta F, Stefan PM, Stephan EB, Differences between Biopsy- or Specimen-related Laurén and World Health Organization Classification in Gastric Cancer, World J. Surg.2002; 26: 137–140

44- Washington K, 7th edition of the AJCC cancer staging manual: Stomach. Ann surg oncol. 2010; 17: 3077-3079

45- Maria DB, José HTGF, Helena B et al. Identification of protein expression signatures in gastric carcinomas using clustering analysis, Journal of Gastroenterology and Hepatology, 2012; 27: 378–384

46- Young HS, Young EJ, Sung KC, Prognostic significance of p21 and p53 expression in gastric cancer, The Korean Journal of İnteernal Medicine, 2003; 18: 98-103

47- Hye SL, Hyeon KL, Hee SK et al. Tumour suppressor gene expression correlates with gastric cancer prognosis, Journal of Pathology, 2003; 200: 39–46

48- Yao Z, Lin W, Jian PZ et al. Expression of p53, c-erbB-2 and Ki67 in intestinal metaplasia and gastric carcinoma. World J Gastroenterol 2010; 16(3): 339-344

49- Vincenzo C, Roberto L, Giordano DB et al. Gastric cancer, Critical Reviews in Oncology/Hematology 2009; 71: 127–164

50- Tsunehiro T, Yoshiro S, Yuko K, Gastric Cancer: Current Status of Diagnosis and Treatment, Cancers 2013; 5: 48-63

51- Jon RK, John MD, Gastric cancer epidemiology and risk factors, Journal of Clinical Epidemiology, 2003; 56: 1–9

52- Bülent Y, Nurullah Z, Fazıl A ve ark. The clinical and pathological features of patients with gastric cancer in Turkey: A Turkish Oncology Group Study, Turkish Journal of Cancer, 2006; 36(3): 108-115

53- David L, Klaus JL, Stomach, In Noel W, Richard JC, Saul S, Lawrence MW, Modern Surgical Pathology, Volume one, Saunders, an imprint of Elsevier Inc. 2009: 673-719

54- Metin K, Mide Kanseri: Tanı ve Cerrahi Tedavi, Gastrointestinal Sistem Hastalıkları Sempozyumu, 2001; 253-269

55- Dupont JB, Lee JR, Burton GR, Cohn I,Adenocarcinoma of the stomach: review of 1,497 cases, Cancer, 1978; 41(3): 941-947

56- Bing H, Nassim EH, Scott S et al. Gastric cancer: Classification, histology and application of molecular pathology. J Gastrointest Oncol 2012; 3(3): 251-261

57- I G Martin, M F Dixon, H Sue-Ling, Goseki histological grading of gastric cancer is an important predictor of outcome, Gut 1994; 35: 758-763

58- Miao ZQ, Mu YC, Dong SZ et al. Clinicopathological characteristics and prognostic analysis of Lauren classification in gastric adenocarcinoma in China, J Transl Med. 2013; 11: 58

59- Adachi Y, Yasuda K, Inomata M, Pathology and prognosis of gastric carcinoma: well versus poorly differentiated type, Cancer, 2000; 89(7): 1418-1424

60- Anna MC, Catherine K, Alessandro V, Histotype-based prognostic classification of gastric cancer, World J Gastroenterol, 2012; 18(9): 896-904

61- Davessar K, Pezzullo JC, Kessimian N, Hale JH, Jauregui HO, Gastric adenocarcinoma: prognostic significance of several pathologic parameters and histologic classifications, Hum Pathol. 1990; 21(3): 325-332

62- Sun ML, Kyoung MK, Jae YR, Gastric Carcinoma: Morphologic Classifications and Molecular Changes, http://dx.doi.org/10.5772/54617

63- Wu CY, Chen JT, Chen GH et al., Lymph node metastasis in early gastric cancer: a clinicopathological analysis. Hepatogastroenterology, 2002; 49(47): 1465-1468

64- Sheikh AB, Arshad AP, Adfar Y, Lack of p16 Gene Mutations in Gastric Cancers in Kashmir, Asian Pacific J Cancer Prev, 2010; 11: 339-342

65- Songun I, van de Velde CJ, Arends JW et al. Classification of gastric carcinoma using the Goseki system provides prognostic information additional to TNM staging, Cancer, 1999; 85(10): 2114-2118

66- Guglielmi A, de Manzoni G, Tomezzoli A et al. Prognostic value of histologic classifications of advanced stomach cancer: comparative study of Lauren's and Goseki's classifications, Chir Ital. 1997; 49(3): 45-49

67- Yasuda K, Shiraishi N, Suematsu T et al. Rate of detection of lymph node metastasis is correlated with the depth of submucosal invasion in early stage gastric carcinoma, Cancer. 1999; 85(10): 2119-2123

68- Shiraishi N, Sato K, Yasuda K, Inomata M, Kitano S, Multivariate prognostic study on large gastric cancer, J Surg Oncol. 2007; 96(1): 14-18

69- Sung RL, Hyung OK, Byung HS, Jun HS, Chang HY, Prognostic Significance of the Metastatic Lymph Node Ratio in Patients with Gastric Cancer, World J Surg, 2012; 36: 1096–1101

70- Li C, Kim S, Lai JF et al. Advanced gastric carcinoma with signet ring cell histology, 2007; 72(1-2): 64-68

71- Caigang L, Yang L, Zhu J et al. Impact of total retrieved lymph nodes on staging and survival of patients with gastric cancer invading the subserosa, Surgical Oncology, 2009; 18: 379-384

72- Wei W, Yuan FL, Xiao WS et al. Prognosis of 980 patients with gastric cancer after surgical resection, Chinese Journal of Cancer, 2010; 29(11): 923-930

73- Fatima C, Manuel MR, Manuel SS, Prognostic factors in gastric carcinoma, British Joumal of Cancer, 1997; 76(2): 278-279

74- Dimitrios HR, Niki JA, Gastric Cancer: Diagnosis, Staging, Prognosis, Gastric Breast Cancer 2002; 1(1): 7-10

75- BJ Kennedy, TNM Classification for Stomach Cancer, CANCER, 1970; 26: 971-983

76- Kay W, 7th Edition of the AJCC Cancer staging Manual: Stomach, Ann Surg Oncol. 2010; 17: 3077-3079

77- Sakaguchi M, Fujii Y, Hirabayashi H et al. Inversely correlated expression of p16 and Rb protein in non-small cell lung cancers: an immunohistochemical study, Int J Cancer. 1996; 65(4): 442-445

78- Geradts J, Kratzke RA, Niehans GA, Lincoln CE, Immunohistochemical detection of the cyclin-dependent kinase inhibitor 2/multiple tumor suppressor gene 1 (CDKN2/MTS1) product p16INK4A in archival human solid tumors: correlation with retinoblastoma protein expression, Cancer Res. 1995; 55(24): 6006-6011

79- Lukas J, Parry D, Aagaard L et al. Retinoblastoma-protein-dependent cell-cycle inhibition by the tumour suppressor p16, Nature, 1995; 375(6531): 503-506

80- Roger MF, CaroleDN, Heena B, Sarah JW, Abnormal Expression of pRb, p16, and Cyclin D1 in Gastric Adenocarcinoma and Its Lymph Node Metastases: Relationship With Pathological Features and Survival, Human Pathology, 2003; 34: 1276-1282

81- Daya L, Baozhen Z, Lingbo L et al. Methylation of CpG islands of p16 associated with progression of primary gastric carcinomas, Laboratory Investigation, 2006; 86: 591–598

82- Mir MR, Shabir N, Wani KA et al. Association between p16, hMLH1 and E-cadherin promoter hypermethylation and intake of local hot salted tea and sun-dried foods in Kashmiris with gastric tumors, Asian Pac J Cancer Prev. 2012; 13(1): 181-186

83- Jing S, Guanjun Z, Demao Y et al. Prognostic significance of aberrant gene methylation in gastric cancer, Am J Cancer Res 2012; 2(1): 116-129

84- Nahye M, Mi RK, In PC et al. Loss of p16 and p27 is associated with progression of human gastric cancer, Cancer Letters, 2000; 153: 129-136

85- Guo HZ, Tie CL, Liang HS et al. Relationship between inactivation of p16 gene and gastric carcinoma, World J Gastroenterol 2003; 9(5): 905-909

86- Xiu SH, Ying HR, Qi S et al. Expression of p16 gene and Rb protein in gastric carcinoma and their clinicopathological significance, World J Gastroenterol, 2005; 11(15): 2218-2223

87- Teiichiro H, Gen T, Yasushi E et al. Expression of Tumor Suppressor and Tumor-related Proteins in Differentiated Carcinoma, Undifferentiated Carcinoma with Tubular Component and Pure Undifferentiated Carcinoma of the Stomach, Jpn J Clin Oncol 2005; 35(10): 580–586

88- Gao M, Zhang N, Ji C, A study of the correlation between p16 protein expression and DNA quantitative analysis in human gastric carcinoma cells, Zhonghua Bing Li Xue Za Zhi, 2001; 30(3): 191-193

89- Masaki T, Hirofumi Y, Naohiro T et al. Expression of Tumor Suppressor Gene p16INK4 Products in Primary Gastric Cancer, Oncology, 2000; 58: 126–136

90- Ma JM, Shi ZJ, Chen L et al. Expression of multiple tumor suppressor gene p16 and its relationship with prognosis of gastric cancer patients, Zhonghua Zhong Liu Za Zhi. 2012; 34(1): 21-25

91- Koriyama C, Kitajima S, Nomoto M et al. Loss of p16/CDKN2A protein in Epstein-Barr virus-associated gastric carcinoma, Oncology, 2004; 67(1): 81-87

92- Maria DB, José HTGF, Suely NBS, Fernando AS, Evaluation of cell cycle protein expression in gastric cancer: cyclin B1 expression and its prognostic implication, Human Pathology, 2010; 41: 1120–1127

93- Sheikh MS, Rochefort H, Garcia M, Overexpression of p21WAF1/CIP1 induces growth arrest, giant cell formation and apoptosis in human breast carcinoma cell lines, Oncogene, 1995; 11(9): 1899-1905

94- Okuyama T, Maehara Y, Kabashima A et al. Combined evaluation of expressions of p53 and p21 proteins as prognostic factors for patients with gastric carcinoma, Oncology, 2002; 63(4): 353-361

95- Ikeguchi M, Saito H, Katano K et al. Relationship between the long-term effects of intraperitoneal chemotherapy and the expression of p53 and p21 in patients with gastric carcinoma at stage IIIa and stage IIIb, Int Surg. 1997; 82(2): 170-174

96- Czerniak B, Herz F, Gorczyca W, Koss LG, Expression of ras oncogene p21 protein in early gastric carcinoma and adjacent gastric epithelia, Cancer, 1989; 64(7): 1467-1473

97- Sirak I, Petera J, Hatlova J et al. Expression of p53, p21 and p16 does not correlate with response to preoperative chemoradiation in gastric carcinoma, Hepatogastroenterology. 2009; 56(93): 1213-1218

98- Masahide I, Hiroaki S, Kunuyuki K et al. Expression of p53 and p21 Are Independent Prognostic Factors in Patients with Serosal Invasion by Gastric Carcinoma, Digestive Diseases and Sciences, 1998; 43(5): 964-970

99- Gomyo Y, Ikeda M, Osaki M et al. Expression of p21 (wafl/cipl/sdil), but not p53 protein, is a factor in the survival of patients with advanced gastric carcinoma, Cancer, 1997; 79(11): 2067-2072

100- M Ogawa, K Maeda, N Onoda et al. Loss of p21 WAFIIcIPI expression correlates with disease progression in gastric carcinoma, British Joumal of Cancer, 1997; 75(11): 1617-1620

101- SJ Jang, YW Park, MH Park et al. Expression of cell-cycle regulators, cyclin E and p21WAF1/CIP1, potential prognostic markers for gastric cancer, European Journal of Surgical Oncology, 1999; 25: 157–163

102- Liu X P, Kawauchi S, Oga A et al. Combined examination of p27Kipl, p21Wafl/Cipl and p53 expression allows precise estimation of prognosis in patients with gastric carcinoma, Histopathology, 2001; 39: 603-610

103- Se JJ, Myung JA, Seung SP et al. Expression cyclin dependent kinaseinhibitor p21/WAF1 alone and combination with p27/KIP1 shows prognostic value in Gastric Carcinoma, J Korean Med Sci, 1998; 13: 369-376

FSC
www.fsc.org
MIX
Papier | Fördert gute Waldnutzung
FSC® C083411

Kolibri 360 GmbH
Ferdinand-Jühlke-Straße 7
99095 Erfurt, Deutschland
produktsicherheit@kolibri360.de

Druck:
CPI Druckdienstleistungen GmbH
im Auftrag der
Kolibri 360 GmbH
Ferdinand-Jühlke-Str. 7
99095 Erfurt